LA
SAINTE-CHAPELLE

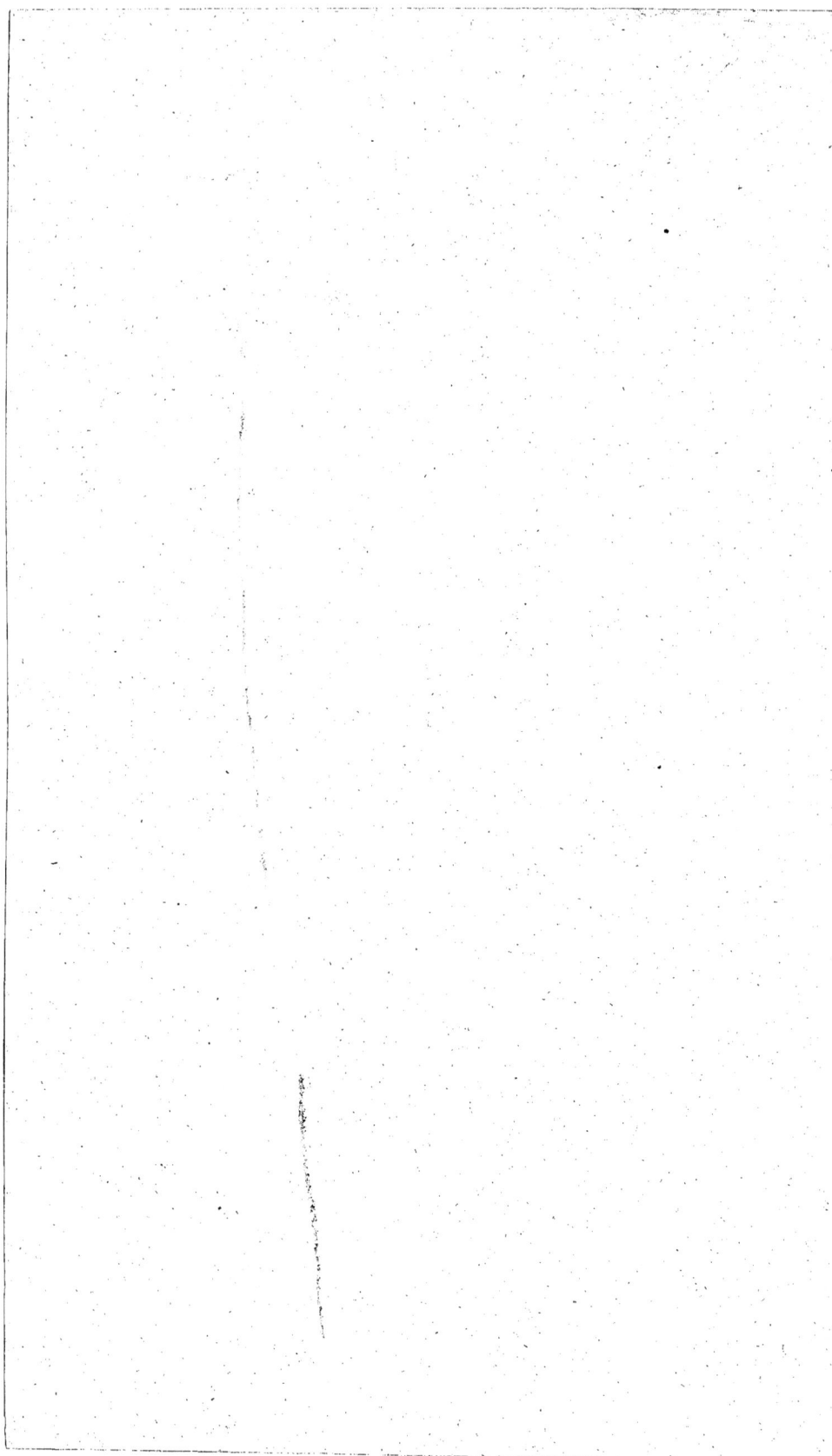

HISTOIRE

DE LA

SAINTE-CHAPELLE

DU PALAIS

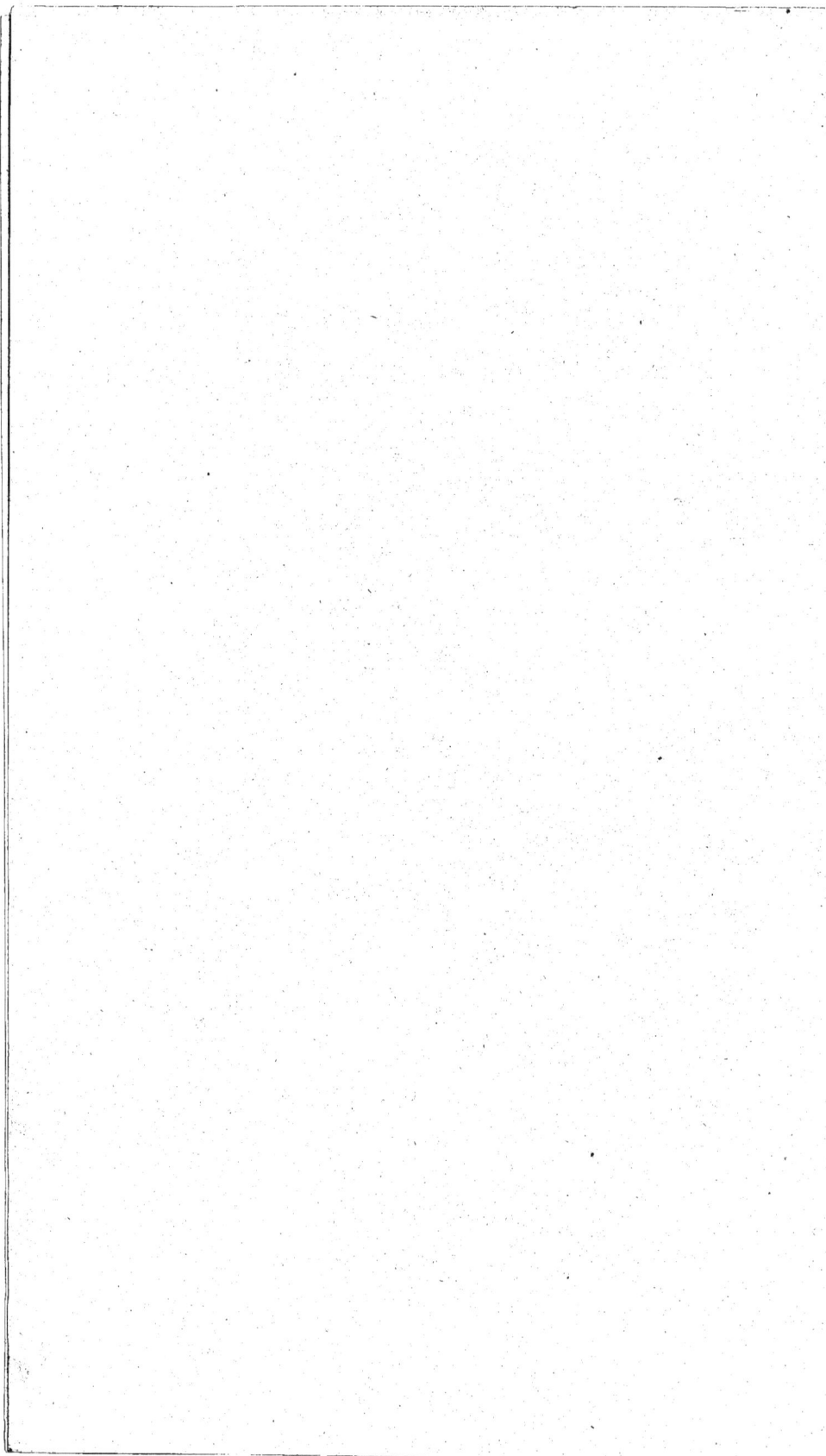

HISTOIRE

ARCHÉOLOGIQUE, DESCRIPTIVE ET GRAPHIQUE

DE LA

SAINTE-CHAPELLE

DU PALAIS

RÉDIGÉE, DESSINÉE, PEINTE ET PUBLIÉE

PAR

DECLOUX ET DOURY

ARCHITECTES.

« Cette muraille était bâtie de pierres de jaspe; et la ville était
» d'un or pur, semblable à du verre très clair, et les fondements
» de la muraille de la ville étaient ornés de toutes sortes de pierres
» précieuses. Le premier fondement était de jaspe, le second de
» saphir, le troisième de calcédoine, le quatrième d'émeraude, etc.
» *Apocalypse de Saint Jean, chap. XXI.*
versets XVII, XVIII, XIX et XX. »

PARIS

IMPRIMERIE FÉLIX MALTESTE ET Cie,
RUE DES DEUX-PORTES-SAINT-SAUVEUR, 22;

IMPRIMERIE LITHOGRAPHIQUE ET TAILLE-DOUCE DE CHARLES COTTERET,
308, RUE SAINT-DENIS.

1857

PRÉFACE.

Nous avions d'abord l'intention de faire l'histoire de l'ornementation monumentale, et de traiter simultanément tous les styles ; mais ces ouvrages de longue haleine, qui usent une génération, et perdent leur à-propos avant même qu'ils soient terminés, fatiguent le souscripteur, qui est obligé d'attendre un grand nombre d'années, avant d'avoir un monument complet. Nous suivrons une marche opposée, et nous traiterons séparément tous les genres de décoration, dans les monuments où ils sont le mieux caractérisés ; de cette façon, restant libres nous-mêmes, nos souscripteurs ne se trouveront pas engagés dans une œuvre interminable. Nous avons adopté aussi un plan tout à fait nouveau ; les planches en lithochromie constituent la partie graphique la plus importante de notre ouvrage, de sorte que l'architecture, quoique traitée d'une manière complète, laisse néanmoins la plus large part à l'ornementation. Le bon accueil qui a été fait à notre première publication, *la reproduction des OEuvres de Lepautre*, est pour nous, sinon une garantie de succès, au moins un suffisant encouragement.

Les monuments ont leur histoire, comme les hommes et comme les nations. Tel édifice est consacré à la mémoire des exploits d'un conquérant, tel autre garde le souvenir d'un nouveau pas fait par un peuple vers la liberté; les religions ont donné le temple et la basilique; pour les grands crimes, il y a des monuments expiatoires. Les croyances religieuses, l'orgueil et le remords, apportent chaque jour une pierre à l'art monumental.

En fouillant la chronique, nous avons été surpris de rencontrer, à chaque pas, des discussions passionnées et des critiques aussi injustes qu'amères; sans y attacher une trop grande importance, nous avons relevé quelques-unes de ces critiques, surtout à cause de l'esprit qui les a dictées, tout en faisant nos efforts pour rester tout pour l'art, et rien pour l'individualité. Les monuments exigent, lorsqu'on veut en apprécier la valeur artistique, une circonspection d'autant plus grande, que nous manquons de règles fixes du goût, mesures qui, à notre avis, doivent être remplacées par les idées reçues; et, pour éviter la passion, il faut mettre de côté les susceptibilités nationales, l'esprit d'école et ses préventions personnelles; à ces conditions seulement, on peut être aussi impartial qu'il est donné à l'homme de l'être.

Notre profession de foi artistique est large: Nous admirons tous les styles quand ils sont bien appliqués, et nous respectons tous les monuments qui expliquent l'histoire. Nous n'avons pas l'honneur d'être classiques, ni romantiques, ni gothiques ; nous croyons que le grec et le romain ne conviennent plus à nos mœurs ; les peuples anciens ont construit de magnifiques édifices propres à leur destination ; nous en faisons de non moins beaux, propres à notre usage. Nous croyons aussi que les Antimachide, les Spinthare, les Calleschros et les Vitruve, ne dédaigneraient pas Philibert Delorme ; qu'ils auraient de l'admiration pour le portail d'une cathédrale gothique, et qu'ils se sentiraient pénétrés de la religieuse horreur dont parle Châteaubriand, s'ils se trouvaient dans l'intérieur d'une de ces imposantes églises romanes, où règne cette demi-clarté, qui ne fait que rendre les ténèbres visibles, dit Milton.

Aujourd'hui nous n'avons pas d'architecture nationale proprement dite ; notre histoire ne s'écrit plus dans des monuments, mais dans des livres, comme l'a dit un poète contemporain. Dans le dernier siècle, les savants et les artistes professaient le plus grand mépris pour les édifices érigés par leurs pères, et à la fin du même siècle, le peuple démolissait ; cette indifférence, ce mépris, et finalement ce vandalisme, nous ont laissé des monuments dans un tel état de vétusté décrépite, que nous voyons presque tout notre siècle occupé à des restaurations et à des achèvements. L'esprit de parti, d'exclusion, nous pourrions même dire de coterie, s'éteint de jour en jour davantage chez nos jeunes architectes, qui relèvent avec le même respect et le même enthousiasme, nos vieux édifices, quel que soit leur âge, quel que soit leur style. C'est à cette œuvre de conservation que nous voulons coopérer dans la mesure de nos moyens,

en livrant aux artistes des documents sur les principaux monuments que nous voulons reproduire, dans
tous leurs détails, et, de telle sorte que notre travail
puisse servir à les faire reconstruire d'une manière
complète.

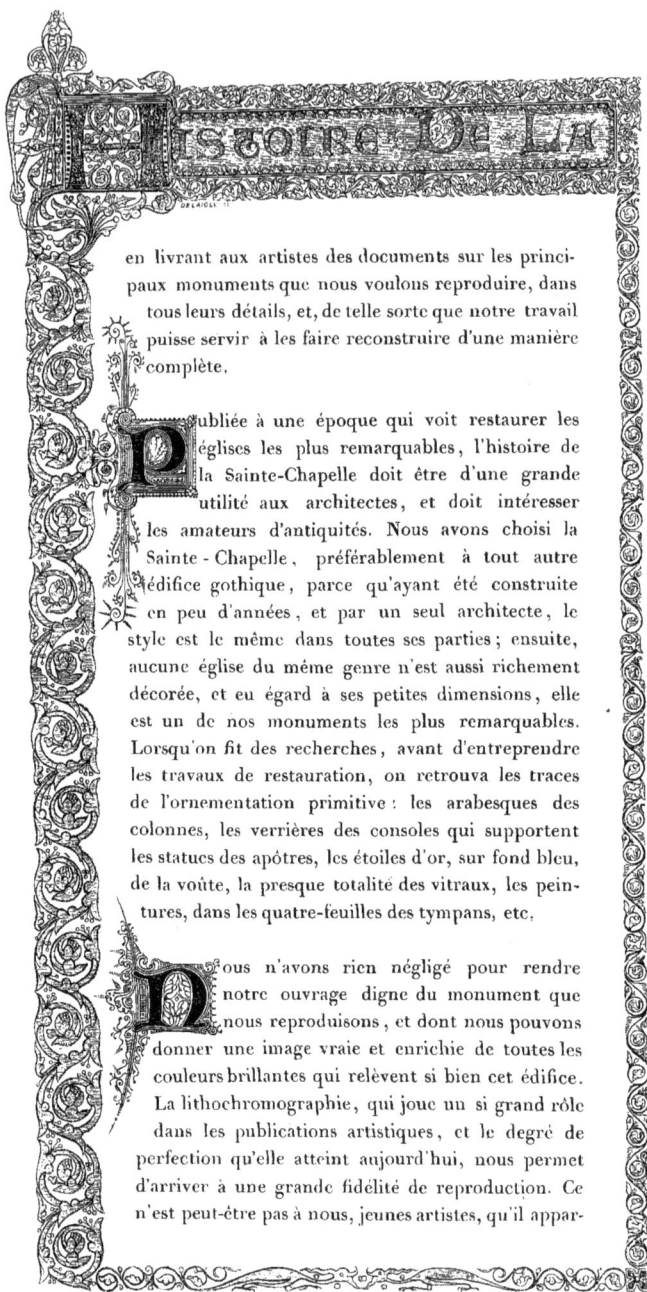

P ubliée à une époque qui voit restaurer les
églises les plus remarquables, l'histoire de
la Sainte-Chapelle doit être d'une grande
utilité aux architectes, et doit intéresser
les amateurs d'antiquités. Nous avons choisi la
Sainte - Chapelle, préférablement à tout autre
édifice gothique, parce qu'ayant été construite
en peu d'années, et par un seul architecte, le
style est le même dans toutes ses parties ; ensuite,
aucune église du même genre n'est aussi richement
décorée, et eu égard à ses petites dimensions, elle
est un de nos monuments les plus remarquables.
Lorsqu'on fit des recherches, avant d'entreprendre
les travaux de restauration, on retrouva les traces
de l'ornementation primitive : les arabesques des
colonnes, les verrières des consoles qui supportent
les statues des apôtres, les étoiles d'or, sur fond bleu,
de la voûte, la presque totalité des vitraux, les peintures, dans les quatre-feuilles des tympans, etc.

N ous n'avons rien négligé pour rendre
notre ouvrage digne du monument que
nous reproduisons, et dont nous pouvons
donner une image vraie et enrichie de toutes les
couleurs brillantes qui relèvent si bien cet édifice.
La lithochromographie, qui joue un si grand rôle
dans les publications artistiques, et le degré de
perfection qu'elle atteint aujourd'hui, nous permet
d'arriver à une grande fidélité de reproduction. Ce
n'est peut-être pas à nous, jeunes artistes, qu'il appar-

tenait de traiter la partie historique et descriptive ;
l'archéologie exige l'étude et l'observation, qui sont
le propre de l'âge mûr. Complètement étrangers
à la littérature, et sachant à peine épeler notre
langue, nous comptons beaucoup sur l'indulgence
des gens du monde et des hommes de l'art. Nous
avons consulté un trop grand nombre d'ouvrages
pour en faire mention ; nous ne citerons donc que
les auteurs chez lesquels nous avons puisé le plus
grand nombre de renseignements ; de ce nombre est
Morand, qui a fait l'histoire de la Sainte-Chapelle la
plus complète. Nous lui avons fait de nombreux
emprunts, ainsi qu'à Félibien, Mortis, Bougois,
Rouillard, Archon, etc., etc. ; pour la partie pure-
ment historique, nous ne nous sommes pas montrés
beaucoup plus scrupuleux que nos devanciers, qui se
sont tous copiés, quand la recherche des originaux leur
imposait une tâche trop pénible.

La description d'un édifice étant faite, que
reste-t-il à raconter ? Rien sur la terre n'est
fortuit ; tout a une destination, mystérieuse
dans la nature, mais accessible à notre jugement,
quand il s'agit de l'œuvre des hommes. La vue
d'un monument inspire toujours une ardente
curiosité ; quel est son âge ? qui l'a élevé et
pourquoi l'a-t-on élevé ? Témoin muet d'actions
tantôt magnanimes et quelquefois criminelles ; on
voudrait faire parler les pierres. Satisfaire cette
curiosité en répondant à ces questions, tel est le
but de l'histoire. Les monuments ont aussi leurs acci-
dents : c'est un incendie qui les a à-demi ruinés ; plus
tard un prêtre, dans un accès de zèle malheureux, a
fait disparaître de magnifiques peintures sous un
barbare badigeon ; à une autre époque, le peuple,
dans un de ces moments de rage, qui changent les des-

tinées d'une nation, a brisé des statues, a profané des autels, a éventré des vitraux, quand il n'a pas complétement démoli.

Au commencement de notre siècle, comme aussi dans le précédent, nos plus fameux architectes, aussi barbares que le badigeon, aussi vandales que 1793, et sans respect pour la tradition, ont mutilé quelques-uns de nos plus beaux édifices, et maçonné, en croyant faire merveille, un fronton grec ou romain, avec adjonction de deux ou quatre colonnes, selon le prix, pour remplacer un portail gothique, une porte romane ou un portique-renaissance, et avec ce goût et ce succès du Potier dont parle Horace, qui, tout en méditant des amphores, ne produisait que des cruches. Pas plus enthousiastes qu'il ne faut cependant pour l'art du moyen-âge, nous ne recherchons pas dans les sculptures des secrets de mystique, où, pour notre part, nous ne voyons que des allégories et des sujets ayant trait à des scènes de l'ancien ou du nouveau Testament, sujets traités quelquefois trop librement, il est vrai; mais le zèle religieux, la naïveté des artistes et les idées de l'époque doivent faire comprendre cette liberté, sinon l'excuser complétement. La grande variété de sujets et d'ornements que l'on remarque dans les constructions gothiques, ne doit pas nous étonner. A cette époque, les architectes ne se formaient pas comme aujourd'hui; ils commençaient tous, à quelques exceptions près, par fouiller la pierre ou creuser le bois, et pour un jeune homme privilégié, qui de nos jours fait un projet selon l'Institut, et accomplit un voyage à Rome, où le plus souvent il s'occupe de tout autre chose que de son art, des milliers de jeunes gens parcouraient alors le monde, de l'Orient à l'Occident; ils voyageaient comme le philosophe Bias, et, comme lui, pouvaient dire : qu'ils portaient tout avec eux. A cette époque, la franc-maçonnerie était une institution tout-à-fait artistique, une Académie, où tous les travailleurs avaient une place ; chacun déposait ses découvertes dans le sein de la société, et tous profitaient des fruits recueillis par chacun ; quand un maître avait un édifice à construire, les sculpteurs n'avaient, comme limites, que les dimensions, la ligne ; pour le reste, ils étaient traités en artistes, et laissés libres ; de là cette variété si admirable et cette originalité impossible de nos jours, où les architectes exercent, sur les ornemanistes, une dictature déplorable, qui engendre la monotonie et une froide symétrie.

Notre jugement sur la sculpture au moyen-âge, paraîtra peut-être bien froid aux enthousiastes ; cependant nous ne le célerons pas, dût-il donner du dépit aux admirateurs extatiques. Dans les figures, nous cherchons en vain ce caractère, ce cachet, cette piété et ce merveilleux tant vantés, nous ne trouvons que l'ignorance de la forme et la naïveté de l'exécution ; la statuaire était dans son enfance et tendait à imiter la sculpture byzantine ; comme on peut le voir aux draperies droites et à plis serrés, l'aspect est maigre, froid, sépulcral, on ne devine pas un corps et des membres sous le vêtement, mais le squelette. Enfin, la sculpture est bien l'empreinte des croyances populaires de ce temps ; du merveilleux partout, des salamandres, des démons de toutes formes, des animaux d'espèces incroyables avec des têtes humaines, des griffons renouvelés de l'antique, mais bien autrement épouvantables ; enfin, toute cette armée de spectres caractérise à merveille ces époques de la légende et des contes à faire peur, dont le souvenir répété d'âge en âge fait encore frissonner la vieille femme et l'enfant à la veillée du village. Pour nous, donc, le mérite de la sculpture de cette époque réside tout entier dans la variété et l'originalité; et puis ces longues figures avec leurs défauts d'exécution, font très bien dans leurs étroites niches taillées entre de fines colonnettes. L'ornement, en général, est d'un dessin pur et d'une exécution hardie; la pierre est fermement attaquée, quoique délicatement fouillée.

On peut voir par notre avant-propos dans quel esprit nous avons voulu traiter notre sujet; nous aimons le beau et nous l'admirons partout où nous le trouvons, peu nous importe de quel côté il nous arrive et de qui il nous vienne, mais nous voulons admirer sans extase et condamner sans préventions.

Nous nous faisons un devoir de payer un tribut de reconnaissance à M. Lassus, architecte, chargé de la restauration de la Sainte-Chapelle : cet éminent artiste a daigné examiner nos dessins, et nous a facilité notre travail en mettant à notre disposition les matériaux qu'il possède, avec cette courtoisie qui distingue l'homme supérieur par le talent et par le caractère.

DE LA FONDATION DE LA SAINTE-CHAPELLE
ET DE L'ORIGINE DU GOTHIQUE.

———

es écrivains modernes ne se servent plus du mot gothique qu'ils ont rejeté comme impropre, pour le remplacer par style ogival ou architecture sarrasine. Les Goths, dont l'origine se perd dans la fable qui leur donne des rois avant le siége de Troie et du temps d'Hercule, quittèrent les bords de la mer Baltique vers le deuxième siècle, et entraînant avec eux la plupart des peuples Vandaliques, ils envahirent successivement toutes les provinces de l'Europe, de l'Asie occidentale et du nord de l'Afrique. Luttant pendant quatre siècles contre la civilisation agonisante des Césars, et se mêlant parfois à cette civilisation ; tantôt vaincus et se réfugiant dans les forêts et dans les montagnes, quelquefois vainqueurs et fondant des royaumes, détruisant les monuments anciens et les remplaçant par des constructions nouvelles, ces peuples finirent par s'éteindre en se mêlant aux races qu'ils avaient combattues. Leur architecture lourde et grossière, modifiée

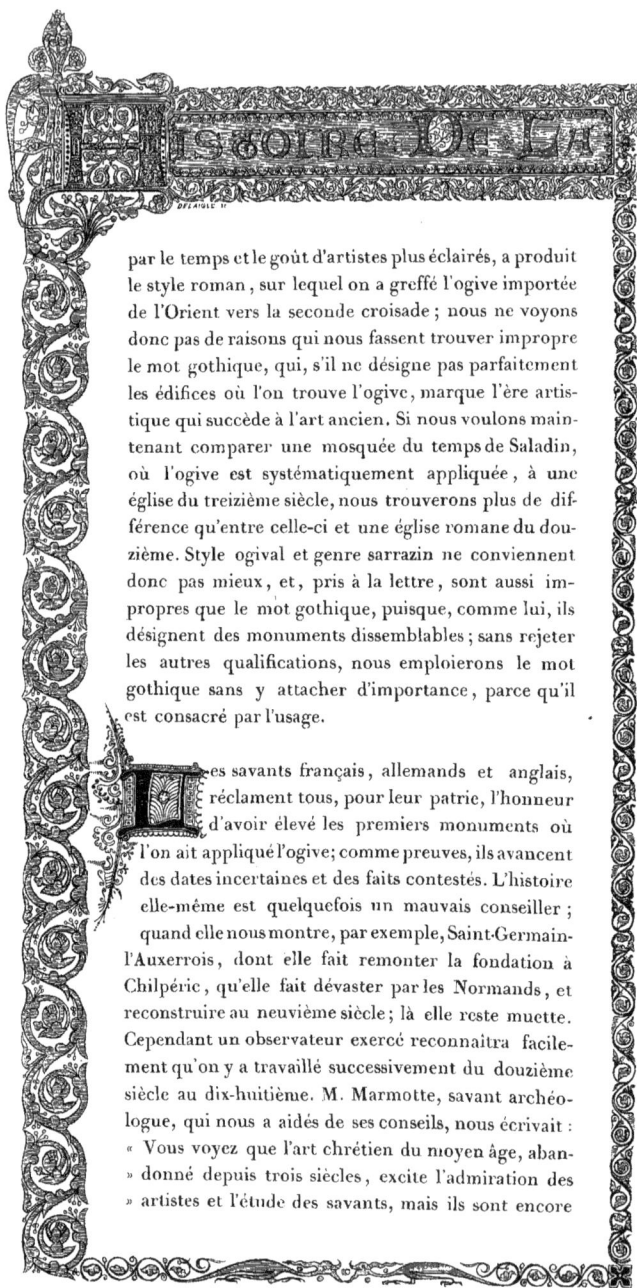

par le temps et le goût d'artistes plus éclairés, a produit le style roman, sur lequel on a greffé l'ogive importée de l'Orient vers la seconde croisade ; nous ne voyons donc pas de raisons qui nous fassent trouver impropre le mot gothique, qui, s'il ne désigne pas parfaitement les édifices où l'on trouve l'ogive, marque l'ère artistique qui succède à l'art ancien. Si nous voulons maintenant comparer une mosquée du temps de Saladin, où l'ogive est systématiquement appliquée, à une église du treizième siècle, nous trouverons plus de différence qu'entre celle-ci et une église romane du douzième. Style ogival et genre sarrazin ne conviennent donc pas mieux, et, pris à la lettre, sont aussi impropres que le mot gothique, puisque, comme lui, ils désignent des monuments dissemblables ; sans rejeter les autres qualifications, nous emploierons le mot gothique sans y attacher d'importance, parce qu'il est consacré par l'usage.

Les savants français, allemands et anglais, réclament tous, pour leur patrie, l'honneur d'avoir élevé les premiers monuments où l'on ait appliqué l'ogive ; comme preuves, ils avancent des dates incertaines et des faits contestés. L'histoire elle-même est quelquefois un mauvais conseiller ; quand elle nous montre, par exemple, Saint-Germain-l'Auxerrois, dont elle fait remonter la fondation à Chilpéric, qu'elle fait dévaster par les Normands, et reconstruire au neuvième siècle ; là elle reste muette. Cependant un observateur exercé reconnaîtra facilement qu'on y a travaillé successivement du douzième siècle au dix-huitième. M. Marmotte, savant archéologue, qui nous a aidés de ses conseils, nous écrivait : « Vous voyez que l'art chrétien du moyen âge, abandonné depuis trois siècles, excite l'admiration des » artistes et l'étude des savants, mais ils sont encore

» loin de s'accorder sur l'époque où le style gothique
» fut employé en Europe. Tel vous montre un
» monument, qu'il reporte au douzième ou au
» treizième siècle, qu'un autre assignera au sixième.
» Ainsi, la cathédrale d'York, qui est du gothique
» fleuri, devrait être du quatorzième siècle, et l'his-
» toire atteste qu'elle est du sixième. » L'histoire ne
nous trompe pas, mais nous pouvons croire que le
monument dont elle parle, et dont elle ne nous
donne pas la description, a dû subir plusieurs trans-
formations ; un édifice existait bien en effet là où
elle nous le montre, mais les siècles qui ont suivi ont
apporté les modifications qui, aujourd'hui, déroutent
beaucoup de monde, et font presque douter de la
sincérité de l'histoire. Nous pensons qu'on ne peut
affirmer que l'ogive ait été employée en Europe avant
la seconde moitié du douzième siècle. Mais à partir
de cette époque, elle forme le caractère architec-
tonique des édifices construits en Allemagne, en
France et en Angleterre. Nous avons lu sur ce sujet
des discussions fort savantes, qui reposant sur des
probabilités sans fonds, nous ont laissés dans les mêmes
doutes. Nous croyons aussi que les savants se trompent
quelquefois, comme Montaigne, qui dit très naïvement : « Je ne suis pas obligé à ne dire point de
» sottises, pourvu que je ne me trompe pas à les
» connaître, et de faillir à mon escient ; cela m'est
» si ordinaire, que je ne faux guère d'autre façon. »

On retrouve l'ogive dans les ruines de la
Thébaïde, et les anciens Grecs la connais-
saient. Aux huitième et neuvième siècles,
elle a été employée en Égypte ; les Arabes l'intro-
duisirent en Espagne et à Palerme. A la fin du
douzième siècle l'arc brisé se montre en France, et
enfin c'est à partir du treizième qu'il exclut tout autre

genre d'architecture. D'autre part, la croisade, prê-
chée par Pierre l'Hermite et commandée par Gode-
froy de Bouillon, fut entreprise dans les dernières
années du onzième siècle; à la fin de cette croisade,
et sous l'empire de l'esprit féodal, plusieurs seigneurs,
au lieu de créer un état fort par son unité, et qui
pût leur garantir les résultats de leurs conquêtes,
jouèrent aux roitelets et fondèrent des duchés, des
comtés, des baronnies; ils s'isolèrent, et, sans cesse
inquiétés par les Arabes, ils s'éteignirent dans leur
faiblesse et leur isolement. Cependant, ces petits états
étaient sans cesse en relation avec la mère-patrie, les
pélerinages devinrent fréquents; c'est à ces voyages
d'outre-mer que l'on doit les devises héraldiques et
les emblèmes faisant allusion aux coutumes, aux animaux et aux plantes de ce pays; alors les armoiries
devinrent communes, et on importa des étoffes en
France. Vers le milieu du douzième siècle, Louis-le-
Jeune entreprit une autre croisade, et enfin Philippe-
Auguste et le roi Richard visitèrent aussi l'Orient, avec
une armée, à la fin du même siècle. Voilà trois
époques qui coïncident tellement bien avec l'application de l'ogive en France, que pour nous le style
ogival est le souvenir des pélerinages que nos armées
ont entrepris autrefois, et presque toutes les puis-
sances de l'Europe ayant concouru aux croisades, nous
pouvons croire que l'ogive a été employée simultanément en France, en Angleterre et en Allemagne; les
Italiens, entourés des merveilles de l'art romain,
l'appliquèrent peu, et là où ils s'en servirent, on sent
le voisinage et l'influence des anciens maîtres. Les
monuments français, anglais et allemands, rappellent
le Goth, et en Espagne : « l'architecture légère des
» Arabes (dit Châteaubriand) s'était mariée à l'ar-
» chitecture gothique, et, sans rien perdre de son
» élégance, elle avait pris une gravité plus conve-

« nable aux méditations. » L'arc brisé a ensuite subi des modifications ; au douzième siècle, il n'est point le même qu'au treizième, et celui du quinzième diffère des deux autres. A la description de la Sainte-Chapelle, nous classerons son style dans la catégorie qui lui appartient, en établissant ces différences, et les époques des changements survenus.

La Sainte-Chapelle, cette merveille du moyen-âge, est remarquable par l'unité de son ensemble, l'élégance de sa forme, la variété et la richesse de son ornementation. Son fondateur n'avait rien négligé pour la rendre digne du dépôt qu'elle devait renfermer, et, pour arriver à son but, il n'épargna ni les couleurs les plus fines et les plus brillantes, ni les pierres précieuses, ni l'or, sous lesquels disparaissent les murailles, les piliers et les colonnettes ; d'immenses verrières, où le rouge et le bleu dominent, laissant passer une lumière violacée et chatoyante, viennent encore ajouter à l'harmonie des couleurs et au prestige des souvenirs. La Sainte-Chapelle est encore un de ces types rares, qui caractérisent une époque ; commencée en 1245 et terminée en 1248, elle est l'œuvre d'un seul artiste, elle est due à une seule inspiration.

La plupart des archéologues ont confondu deux architectes célèbres, qui vivaient dans le même temps ; ils en ont même fait quelquefois un seul homme ; ainsi nous voyons, dans différents ouvrages, que la Sainte-Chapelle fut élevée sous la direction et sur les dessins de Pierre de Montreuil ou Eudes de Montereau, ou bien encore Pierre de Montreuil, que l'on nomme aussi Pierre de Montereau. Pierre de Montereau, le seul architecte à qui nous devons la Sainte-Chapelle, était

né à Montereau; c'est aussi de lui la chapelle du château de Vincennes, le réfectoire, le dortoir, le chapitre
et la chapelle de Notre-Dame, dans le monastère de
Saint-Germain des Près, où il fut enterré en 1266.
On voyait encore son tombeau avant la fin du dernier
siècle ; il était représenté tenant à la main un compas
et une règle; une inscription le disait l'honneur
des mœurs et le maître des carriers.

Eudes de Montreuil, que Saint-Louis estimait
singulièrement, dit la chronique, accom-
pagna ce roi dans son expédition de la terre
sainte, où il fut employé à fortifier le port
et la ville de Jaffa. A son retour, Saint-Louis le
chargea de construire plusieurs églises, entre autres
celles des Blancs-Manteaux, des Quinze-Vingts, du
Val des Écoliers, des Mathurins, des Cordeliers, de
Sainte-Catherine et de l'Hôtel-Dieu. Il mourut en
1289, ainsi qu'il était marqué sur son épitaphe, qui
se voyait dans la nef des Cordeliers, avant 1580,
lorsque cette église fut entièrement brûlée.

Presque tous les monuments terminés au treizième siècle sont romans par la base, et le
haut, qui est gothique, se trouve greffé sur
un style de transition; ce qui n'étonne pas,
puisque les édifices importants exigeaient plus
d'un siècle de travaux, et nous avons même des
exemples d'une lenteur beaucoup plus grande. La
célérité avec laquelle fut bâtie la Sainte-Chapelle
ne peut s'expliquer que par le pieux empressement
de Saint-Louis, et le concours de la population;
malgré ce concours tout gratuit, cet édifice, dont les
dimensions ne dépassent pas celles d'une petite
église de village, a encore coûté deux millions cinq
cent quatre-vingt deux mille vingt francs, somme

énorme pour le temps, et dont on peut se rendre compte, quand on sait que les principaux chapelains n'avaient que trois cent soixante-huit francs de rente, et cette dignité était fort lucrative. On ne peut donc considérer ce monument comme un autre de fondation ordinaire, mais comme un joyau, une châsse, où l'on a dépensé tout ce que l'art et l'industrie pouvaient produire à cette époque.

Les critiques passionnés, et ils ont été nombreux au dix-huitième siècle, reprochent surtout à la Sainte-Chapelle son style ogival. Un avocat au Parlement, dans un ouvrage sur les monuments de Paris, apprécie en ces termes le règne de Saint-Louis, au point de vue artistique :
« Eudes de Montreuil était alors le plus grand
» architecte que l'on connût; c'est à cet artiste que
» l'on doit les églises des Chartreux, des Mathurins,
» des Cordeliers et des Quinze-Vingts, que l'on vient
» d'abattre. La manière maussade, irrégulière et
» rustique avec laquelle ces monuments sont exé-
» cutés, montre parfaitement le goût dépravé qui
» les fit naître. La Sainte-Chapelle, ce prétendu chef-
» d'œuvre du règne de Saint-Louis, ne mérite pas
» plus de considération que les autres églises que
» l'on vient de nommer. On ne pensait pas encore
» à prendre la belle nature pour modèle; les pré-
» ceptes que les grands maîtres de l'antiquité nous
» avaient laissés, dans les différents morceaux d'ar-
» chitecture échappés aux injures du temps, n'avaient
» encore fait aucun progrès dans l'esprit de nos
» artistes; ceux-ci, toujours ennemis de la majes-
» tueuse simplicité que les Grecs et les Romains
» employaient dans leurs édifices, se livraient
» sans ménagement à une profusion d'ornements
» introduits par la barbarie. » Sauveur Morand,

chanoine de la Sainte-Chapelle, dit, en faisant la
description des verrières : « Elle est éclairée par des
» vitraux dont les lacis variés sont fort beaux, *quoi-
» que gothiques.* » Nous ne citerons que ces deux
auteurs, qui sont les interprètes fidèles d'une époque
qui dota la ville de Paris de quelques monuments de
style antique, monuments fort beaux du reste, comme
copie de l'antique, mais qui ne conviennent ni à nos
mœurs ni à notre religion ; il semble en effet qu'ils
attendent les dieux de Rome et d'Athènes; on y
entendrait sans surprise les gémissements des vic-
times, on y verrait sans étonnement le couteau du
sacrificateur et le trépied de l'oracle. Les critiques du
dernier siècle, en préférant à la Sainte-Chapelle telle
qu'elle est une copie du Parthénon, ne comprenaient
pas sans doute l'inconvenance qu'il y aurait eu à
placer dans le temple des persécuteurs, les restes des
persécutés. Il faut aussi considérer les monuments au
point de vue de la destination, et comprendre qu'ils
sont la tradition ; les écrivains dont nous venons de
parler semblaient ignorer l'une et mépriser l'autre.
S'ils avaient étudié les ruines que les révolutions
humaines ont disséminées sur le globe, ils auraient
vu que ces débris de l'antiquité sont l'histoire des
croyances religieuses, des conquêtes, des migrations,
de la puissance et du degré de civilisation des peuples
fondateurs, dont ils sont aussi l'image vivante.

Le tumulus et le dolmen ne caractérisent-ils
pas le Gaulois? A ce chasseur farouche qui
bâtissait sa cabane là où le soleil lui semblait
plus doux ; à celui qui, couvert d'une peau de bête
féroce, escaladait le Capitole et disait : *væ victis;*
à celui-là, disons-nous, un quartier de rocher
suffisait pour sacrifier à son dieu du carnage,
qui demandait toujours du sang , et le gazon

d'un tertre cachait assez bien la hache et les os du mort. Les Grecs, en consacrant des temples aux Muses, n'étaient-ils pas tenus de faire un tout, de l'harmonie d'ensemble, de la pureté de la forme, de la simplicité, de l'idéal et de la grâce. Les premiers chrétiens qui bâtirent des églises avaient encore le souvenir des catacombes, le sang des martyrs coulait toujours, aussi leurs édifices portent-ils la trace de leur mélancolique austérité. Si les temples magnifiques et le faste des prêtres du polythéisme convenaient au culte des sensations de la chair et des événements de la vie matérielle, le spiritualisme de la nouvelle religion, qui naissait dans les larmes, réclamait pour ses édifices la simplicité mystique, qui, seule, pouvait s'harmoniser avec la tunique de lin et le bâton pastoral des apôtres. On voit que tous ces monuments sont empreints du caractère des événements, et tous parfaitement appropriés à leur destination. Otez-leur le caractère originel, que restera-t-il pour la tradition? Construisons nos églises sur le modèle des temples anciens, et l'histoire dira que nous n'avons été que des froids et monotones plagiaires des Grecs et des Romains; que, manquant du génie inventif, nous sommes occupés à perpétuer l'art antique sans rien faire pour notre propre gloire.

Nous terminerons en citant un passage d'une lettre que l'empereur Napoléon écrivait à M. de Champagny, alors ministre, à l'occasion d'un monument à ériger à la mémoire de la Grande Armée; cet édifice devait être le temple de la Gloire, on en a fait l'église de la Madeleine; voici ce passage : « Mon intention était de n'avoir pas une » église, mais un temple; il était simple de s'attacher » à la définition d'un temple. Par exemple, j'ai entendu » un monument tel qu'il y en avait à Athènes et qu'il

» n'y en a pas à Paris; il y a beaucoup d'églises à
» Paris; il y en a dans tous les villages. » Voilà qui est
clair et qui rend justice à la destination. L'empereur
Napoléon voulait un temple, on lui donna la copie du
Mars vengeur. Nous nous sommes étendus un peu lon-
guement contre ces idées du dernier siècle, parce que
ces idées, il faut bien le dire, sont encore partagées et
soutenues aujourd'hui par certains membres de nos
académies. Heureusement, le bon sens de nos jeunes
artistes a eu facilement raison de cette école renouvelée des Grecs, moins la pureté, moins la grâce,
plus la froideur de la traduction.

En 1237 *, Baudoin de Courtenay, empereur
de Constantinople, parcourut les royaumes
d'Occident pour en obtenir des secours
contre les Grecs et les Bulgares qui mena-
çaient son empire. Arrivé à la cour de France,
Baudoin représente à saint Louis les malheurs dont il
était menacé, la détresse dans laquelle se trouvaient
les seigneurs enfermés à Constantinople, et la
nécessité dans laquelle ils allaient être réduits d'engager à des barbares, ou de déposer en des mains
profanes la sainte couronne d'épines. « Je désire
» ardemment, (lui dit-il), de vous faire passer
» cette précieuse relique à vous, mon cousin, mon
» seigneur et mon bienfaiteur, et au royaume de
» France, ma patrie. » Saint Louis, ayant accepté ces
propositions, envoya en Orient, avec un ambassadeur
de Baudoin, André et Jacques, tous deux frères
prêcheurs de l'ordre des Jacobins. André avait été
gardien du couvent de son ordre à Constantinople;

---

* Tout ce qui suit de ce chapitre a été emprunté à ARCHON, MORAND, FÉLIBIEN
MORERI ; nous avons rendu *ad litteram* certaines parties que ces auteurs ont
prises textuellement dans les originaux.

SAINTE CHAPELLE

il avait souvent contemplé la couronne d'épines et on ne pouvait lui en imposer.

Lorsqu'ils arrivèrent, les barons de l'Empire avaient déjà été obligés d'engager la sainte relique à des Vénitiens et à des Génois de distinction, et de la remettre entre les mains de Pancrace Gaverson qui la fit placer dans le trésor de l'église des Vénitiens.

Il fut décidé, pour se conformer aux volontés de l'empereur, que les ambassadeurs de saint Louis et de Baudoin, accompagnés des personnes les plus notables d'entre les Vénitiens, porteraient la couronne d'épines à Venise, et ils s'embarquèrent aussitôt, en effet, quoique la saison ne fût pas favorable ; c'était vers la fin du mois de décembre, et, outre les mauvais temps qu'ils pouvaient essuyer, ils avaient encore à craindre des galères envoyées par l'empereur grec pour leur enlever leur précieux butin. Vatace était l'ennemi le plus acharné de Baudoin, et il se sentait soutenu, malgré le schisme qui le séparait des catholiques romains, par tous les chrétiens d'Orient qui, à cause de son courage et de ses talents militaires, le considéraient comme seul digne de porter la couronne de Constantin, et ils encourageaient son ambition, espérant s'en faire un rempart contre les infidèles. Les chevaliers du Temple et de l'Hôpital, eux-mêmes, lui étaient favorables contre la volonté du pape. Enfin, la Sainte Couronne arriva à Venise sans avoir essuyé de tempêtes et après avoir échappé aux croisières de Vatace ; elle fut déposée dans l'église de Saint-Marc et gardée dans le trésor de cette fameuse chapelle du Saint-Sacrement, qui est portée par quatre colonnes d'albâtre, que l'on dit avoir servi au temple de Salomon ; c'est là où repose le corps de Saint-Marc, et où l'on conservait des reliques et des pierres précieuses.

Aussitôt que saint Louis et l'empereur furent instruits du résultat de leurs négociations, ils députèrent des ambassadeurs avec l'argent nécessaire pour rembourser aux Vénitiens les sommes qu'ils avaient avancées. Les négociants français établis à Venise avaient déjà offert d'opérer ce remboursement, et Venise se vit forcée, par la foi des traités, de restituer le dépôt qu'à tout prix elle eût voulu conserver.

Gautier Cornu, archevêque de Sens, fut chargé par saint Louis d'écrire l'histoire de la susception de la Sainte Couronne. Témoin oculaire, il raconte que le roi ayant été averti, se hâta de partir, accompagné de la reine, de ses frères, de l'évêque du Puy et des seigneurs les plus distingués de sa cour. Il rencontra la relique près de Sens, à Villeneuve-l'Archevêque ; elle était enfermée dans une triple cassette ; la première était de bois, la seconde d'argent et la troisième d'or. La première ayant été ouverte, on vérifia les sceaux des seigneurs français et du duc de Venise apposés sur la seconde. La sainte Couronne ayant été découverte, on la fit voir à tous les assistants ; le lendemain elle fut portée à Sens par le roi et son frère Robert, tous deux vêtus d'une tunique et nu-pieds, ainsi que les prélats et les seigneurs qui accompagnaient. On avait tendu toutes les rues où le cortége devait passer ; le clergé alla au-devant, et les personnes chargées à leur tour de ce précieux fardeau le déposèrent dans l'église métropolitaine. Huit jours après, saint Louis arrivait à Paris et s'arrêtait à l'abbaye Saint-Antoine-des-Champs, où la réception de la sainte relique se fit avec la plus grande solennité ; tout le clergé était accouru lui rendre hommage ; les religieux de Saint-Denis y étaient à la pointe du jour. La châsse fut exposée aux yeux du peuple, sur un magnifique reposoir ; tous ceux qui assistèrent à cette cérémonie et à la procession marchèrent nu-pieds. Guillaume, chantre de Saint-Denis, entonna tout ce qui fut chanté pendant la marche, et l'abbé eut place à droite de l'autel avec les archevêques, les évêques et les autres abbés, en habits pontificaux. Le roi et son frère portèrent ensuite la Couronne d'épines à Notre-Dame et de là à la chapelle Saint-Nicolas, que Louis-le-Gros avait fait bâtir dans l'enceinte du palais et où elle fut déposée. Quelque temps après, d'autres reliques, dont un morceau de la vraie croix, furent envoyées au roi de France par Baudouin ; apportées par un soldat nommé Guy, elles furent reçues avec la même solennité le 14 septembre 1241. La croix est la même qui était portée dans les batailles, et sur laquelle les empereurs d'Orient faisaient leurs serments aussi bien que sur la Couronne d'épines.

On a souvent mis en doute l'authenticité des reliques que saint Louis avait acquises ; quelques écrivains, même, ont osé dire que Baudoin avait dupé le roi de France, s'était joué de sa dévote crédulité, et représentent ce dernier comme un instrument servile entre les mains du clergé. Il faut ne pas connaître saint Louis pour avancer de pareilles opinions ; toute sa vie, en effet, et tous ses actes respirent une grande indépendance de caractère, et sa grande piété, que quelques esprits forts ont osé ridiculiser, n'était pas chez lui le résultat d'une faiblesse aveugle et fanatique, mais avait sa source dans une conviction profonde et éclairée. Son recueil de lois, connu sous le titre d'*Établissements de saint*

Louis, montre parfaitement l'étendue de son jugement, et la fameuse ordonnance de la pragmatique sanction est une preuve irrécusable de la liberté de son esprit. Sage dans les conseils ; juste et bon avec ceux qui l'entouraient ; intrépide jusqu'à la témérité dans les combats ; on ne peut lui reprocher cette piété qui ne lui inspira jamais que bravoure, charité et justice.

Maintenant, voyons jusqu'à quel point le roi de France a pu être trompé par Baudoin : D'abord il n'acheta pas les reliques, mais les retira des mains des Vénitiens, chez lesquels elles étaient engagées. Baudoin en ayant retiré déjà l'argent qu'il devait en avoir, quel intérêt avait-il à tromper celui qu'il appelait son cousin, son seigneur et son bienfaiteur ? D'un autre côté, il est notoire que la Sainte Couronne était depuis longtemps à Constantinople, où les pélerins allaient la contempler et lui rendre hommage ; comme dans la suite on ne l'y revit plus, Baudoin eût donc été obligé de détruire la véritable couronne pour en livrer une fausse. Elle fut du reste reconnue par l'ambassadeur de saint Louis, et les Vénitiens n'auraient pas avancé des sommes aussi considérables (environ deux cent mille francs) sur le dépôt d'une relique dont l'authenticité eût été douteuse ; et puis comment supposer une telle duplicité chez un souverain à peine âgé de dix-neuf ans, qui sent sa couronne lui échapper et qui parcourt l'Europe en suppliant.

La Couronne d'épines et la Vraie Croix étant la cause de la fondation de la Sainte-Chapelle, nous ne pouvons nous dispenser d'en faire ici l'objet de quelques détails historiques ; l'histoire de la Vraie Croix, surtout, dont se sont occupés les hommes les plus éminents de l'Église et les antiquaires, fournirait seule la matière de plusieurs volumes, et a été l'objet de mémoires aussi curieux que savants.

On sait que le supplice de la croix était fort ancien; Ninus, roi des Assyriens, fit crucifier Pharnus, roi de Médie, avec ses sept fils. Du temps de Moïse, les principaux de ceux qui s'étaient livrés à la débauche avec les femmes Moabites furent crucifiés. Alexandre Janœus, roi des Juifs, fit crucifier huit cents de ses sujets. La croix était aussi en usage chez les Perses, comme on le voit par l'histoire d'Aman, qui mourut sur la croix de cinquante coudées qu'il avait fait préparer pour Mardochée. On crucifiait aussi chez les Scythes et chez les Sarmates; Strabon parle du fleuve Léthé qui est au pied d'une montagne appelée Thorax, où fut crucifié un grammairien qui avait écrit des vers contre son roi, d'où est venu le proverbe dont parle Erasme : φυλαττε την θωραχα (prends garde à Thorax!). Nous avons de même un grand nombre d'exemples chez les Grecs et chez les Carthaginois. L'empereur Alexandre Sévère ayant demandé à plusieurs rois quel était chez eux le supplice des voleurs, tous répondirent que c'était la croix. Les Romains ne crucifiaient que les esclaves et les traîtres, et chez les Juifs elle était le supplice infâme, une marque d'ignominie et de malédiction.

Dans les écritures mystiques des Égyptiens, la figure d'une croix signifiait: vie, et le signe de la Rédemption avait été prédit par les prophètes; les sibylles ont aussi parlé de la croix par laquelle le genre humain devait être racheté. Ce fut Constantin qui abolit ce supplice après que sa mère eût découvert la Vraie Croix, qui devint de la part de

l'Église et des chrétiens, un objet de vénération pour
lequel même on institua des cérémonies.

élène, mère de Constantin, que l'Église révère
comme sainte, alla visiter les Lieux Saints l'an
326, à l'âge de quatre-vingt-quatre ans ;
quelques auteurs disent soixante-dix-neuf. Arrivée
à Jérusalem, elle fit d'abord abattre le temple et
l'idole de Vénus qui profanaient le lieu du Sépulcre.
Saint Jérôme dit que les Juifs avaient élevé une statue
à Jupiter à cette même place, après y avoir apporté une
grande quantité de terre, en haine du nom chrétien, et
afin que ceux qui viendraient y prier parussent adorer
la statue du dieu païen. Sainte Hélène, ayant consulté
toutes les personnes qui pouvaient lui donner des
renseignements sur ce qu'elle cherchait, trouva un
juif, amateur d'antiquités, qui, sur des mémoires·
qu'il avait eus de ses prédécesseurs, fournit quelques
indications sur le lieu où la Croix devait être cachée
et où l'on devait trouver aussi le Sépulcre ; les Juifs
ayant la coutume d'enterrer avec le corps du supplicié
tous les instruments qui avaient servi à son supplice,
regardant ces instruments et le corps du criminel
comme des objets de malédiction qui devaient dispa-
raitre de dessus la terre.

n ôtant les terres et en creusant, on découvrit
le Sépulcre et trois croix ; comme on ne savait
laquelle était celle de Jésus-Christ, l'évêque
Macaire, pour s'en éclaircir, fit porter les
trois croix chez une femme de qualité, malade depuis
longtemps, et réduite à l'extrémité ; on lui appliqua
chacune des trois croix, en faisant des prières, et
sitôt qu'elle eut touché la dernière elle fut entièrement guérie. On trouva également le titre, mais
séparé, et les clous que sainte Hélène envoya à

Constantin avec une partie considérable de la Croix. Constantin coupa une petite partie de ce bois et l'enferma dans sa statue placée à Constantinople sur une colonne en porphyre ; le reste fut envoyé à Rome et déposé dans une église que ce prince fit bâtir et qui fut appelée église de Sainte-Croix-de-Jérusalem. Sainte Hélène laissa à Jérusalem l'autre partie de la Croix qu'elle fit mettre dans une châsse d'argent pour la conserver à la postérité ; dans le siècle suivant on ne la montrait plus qu'une fois par an, le jour du vendredi saint ; l'évêque après l'avoir adorée le premier l'exposait pour qu'elle fût adorée par le peuple, de là est venue la cérémonie annuelle de l'adoration de la Croix.

En 614 au mois de juin, et non en 628 comme le rapportent quelques historiens, les Perses passèrent le Jourdain, ayant à leur tête le fameux roi Cosroës, conquirent la Palestine et la ville de Jérusalem ; on tua plusieurs milliers des habitants de cette ville, on brûla les églises et même le Saint-Sépulcre, on emporta tout ce qu'il y avait de précieux, et entre autres Reliques, le bois de la vraie Croix.

Quatorze ans après, l'empereur Héraclius ayant défait en trois batailles, trois généraux de Cosroës, fit la paix avec Siroës, qui avait tué son père et son frère pour monter sur le trône de Perse. Siroës rendit tous les chrétiens captifs et entre autres Zacharie, patriarche de Jérusalem, avec la vraie Croix, qui fut d'abord apportée à Constantinople. L'année suivante, Héraclius s'embarqua pour la reporter à Jérusalem, où étant arrivé, il la porta sur ses épaules jusques sur le Calvaire le 14 septembre 629. C'est de cette solennité que nous vient, la fête de l'Exaltation de la Sainte-Croix. Six siècles plus tard et le 14 septembre 629, le roi de France entrait dans Paris chargé du même fardeau. Héraclius la porta ensuite à Constantinople en 635 lorsque la Syrie fut menacée par les Musulmans. En 1187, elle fut prise à la fatale journée de Tibériade et devint l'ornement du triomphe des infidèles; pendant le combat elle était portée par l'évêque d Acre qui fut massacré ainsi que les deux grands-maitres de l'Hôpital et du Temple.

Philippe Auguste et Richard, roi d'Angleterre, assiégèrent en 1191 la ville d'Acre qui capitula après dix jours de siége, et les émirs, par le premier article, s'engagèrent à rendre la Croix prise à Tibériade. En 1221, les Chrétiens ne consentirent à se retirer de Damiette qu'à la condition que le sultan Mélie-Camel rendrait la vraie Croix emportée de Jérusalem par Saladin.

Pour compléter ces détails, nous donnerons une lettre qu'Anselme écrivait à l'église de Paris en lui envoyant un morceau de la vraie Croix.

Nous savons par les lettres des Grecs et des » Syriens que la Croix de Jésus-Christ a » été formée de quatre sortes de bois, dont » une où Pilate mit le titre, une où ses bras furent » étendus et ses mains clouées, une troisième où son » corps fut suspendu et une quatrième où la croix fut » fichée; laquelle fut arrosée, teinte et sanctifiée du » sang qui sortit de son côté et de ses pieds. Mais parce » que j'ai souvent entendu des personnes étonnées du » grand nombre de morceaux de la vraie Croix répandus » dans le monde, j'ai cru devoir ajouter ce qui suit » pour éclaircir ce sujet autant qu'il est en moi Nous » lisons dans l'Évangile que Jésus-Christ a fait beaucoup

Sainte Chapelle

» de belles actions et de miracles en présence de ses
» disciples et qui ne sont point écrits. La distribution
» du bois de la Croix, arrivée par une permission
» spéciale du Tout-Puissant, ne nous est annoncée
» ni par Jésus-Christ avant sa mort, ni par ses apôtres
» témoins de ce grand événement; mais nous apprenons
» d'ailleurs que sainte Hélène fit scier en deux la croix
» de Notre-Seigneur, qu'elle en envoya une partie à
» son fils à Constantinople et laissa l'autre à Jérusalem
» et qui fut enlevée en Perse par Cosroès ; que
» l'empereur Heraclius la reporta à Jérusalem et la
» remit sur le mont Calvaire, où il l'exposa à l'adoration
» du peuple chrétien. Mais Héraclius étant mort, les
» infidèles opprimèrent de telle sorte les chrétiens,
» qu'ils s'efforcèrent d'éteindre entièrement le nom de
» Jésus-Christ, d'effacer la mémoire de sa Croix et de
» son Sépulcre; ce fut dans ce dessein qu'ayant apporté
» quantité de bois, ils brûlèrent une partie du Saint
» Sépulcre et voulurent aussi brûler la Vraie Croix,
» mais les chrétiens la cachèrent, ce qui fut cause
» qu'ils en tuèrent un grand nombre. Enfin, les
» chrétiens, ayant tenu conseil, la coupèrent en
» plusieurs parties, la divisèrent et la distribuèrent en
» plusieurs églises des fidèles, afin que si une partie
» leur était prise, le reste, par ce moyen, leur fût
» conservé; et c'est en conséquence que nous savons
» qu'outre la Croix de l'Empereur, il y en eut encore
» trois d'envoyées à Constantinople; deux dans l'île de
» Chypre, une dans l'île de Crète, trois dans la ville
» d'Antioche, une dans la ville d'Edesse, une dans la
» ville d'Alexandrie, une dans la ville d'Ascalon, une
» dans la ville de Damas, quatre dans la ville de
» Jérusalem, une donnée aux Syriens, une aux Grecs
» du monastère de Saint-Sabas, une aux moines de la
» vallée de Josaphat, que nous apprenons avoir eu une
» palme et demie de longueur sur une palme en carré,

» une aux patriarches des Géorgiens, et une à David,
» roi des Géorgiens.

A près la mort de David, son fils ayant pris le
» gouvernement de son royaume, la reine-
» mère, encore plus recommandable par sa
» sainteté que par sa naissance, prit l'habit
» de religieuse et, avec cette Croix et beaucoup d'or
» qu'elle avait amassé, elle prit la route de Jérusalem
» accompagnée de peu de personnes; elle arriva dans
» la résolution d'y finir ses jours dans le repos, le
» silence et l'oraison; elle distribua aux couvents de la
» Sainte-Cité une partie de la grande quantité d'or
» qu'elle avait apporté, elle fit des aumônes considé-
» rables aux pauvres et aux étrangers. Depuis elle entra
» dans une congrégation de religieuses Géorgiennes
» établies sous l'autorité du patriarche Gibbelini.
» Peu de temps après, à la prière de ses sœurs et du
» patriarche même, elle prit le gouvernement de la
» maison; mais ayant ensuite distribué et dépensé tout
» ce qu'elle avait destiné pour subvenir aux nécessités
» de la congrégation commise à ses soins, la famine et
» la disette de vivres accablant le pays, elle commença
» avec ses religieuses à ressentir la pauvreté, et, parce
» qu'elle avait déjà reçu beaucoup d'assistance et beau-
» coup emprunté, et qu'elle n'avait plus de quoi faire
» subsister sa communauté, pénétrée d'une pieuse
» affection, elle résolut pour soutenir sa congrégation
» d'engager et mettre à prix ce bois inestimable que
» j'ai le bonheur de vous envoyer. »

O n est loin de s'accorder sur l'espèce du bois
dont fut faite la Croix ; Anselme, comme on
vient de le voir, croit qu'il y en avait quatre ;
d'autres disent qu'elle était de cyprès, de frêne, de
palmier, d'olivier, de cèdre et de pin, ce qui fait

six sortes de bois; les Saints Pères assurent que le
pied était de cèdre et le reste de chêne, et disent
toujours *les bois de la Croix*. Juste Lipse, au contraire,
pense qu'elle était toute de chêne, et cette dernière
opinion est la plus accréditée. Il était difficile, même
à l'époque où la Vraie Croix a été trouvée, de déter-
miner d'une manière absolue la nature de ce bois
enseveli sous terre depuis trois siècles. Sa conservation
seule, cependant, indiquerait assez qu'elle était de
chêne, ce bois étant le seul qui puisse se conserver
dans la terre et dans l'eau.

L'histoire des premiers siècles de l'Église ne
nous donne de renseignements précis, ni
sur la découverte de la Couronne d'épines,
ni sur les lieux où elle était conservée. Dès le
cinquième siècle, saint Paulin parle de sa conservation
comme d'un fait authentique, et, un siècle plus tard,
Grégoire de Tours s'exprime à cet égard en termes
formels; il fait aussi mention du roseau, de la lance et
de l'éponge. Sainte Hélène envoya quelques fragments
de la Couronne d'épines à Rome et à Trèves. Charles
le Chauve fit don à l'abbaye de Saint-Denis de quelques
épines qui avaient été conservées à Aix-la-Chapelle
par l'empereur Charlemagne. Othon Ier, empereur de
Constantinople, en donna quelques épines au roi
d'Angleterre.

En 1204, Baudoin Ier emporta Constantinople
d'assaut avec les Français et les Vénitiens,
pour chasser le tyran Mursufle qui avait fait
étrangler Alexis IV. Les vainqueurs se
livrèrent au pillage le plus honteux; ils dépouillèrent
les églises, ouvrirent les châsses pour s'approprier
l'or et les matières précieuses dont elles étaient
ornées; les reliques, foulées aux pieds, furent recueil-

lies par les personnes pieuses qui étaient présentes, et Baudoin eut en partage ou s'appropria la Couronne d'épines. Quelques temps après, il en a donné un fragment à Philippe Auguste. Comme pour le bois de la Croix, on n'est pas d'accord sur l'espèce d'arbrisseau dont fut faite la Couronne d'épines ; les uns croient qu'elle était d'épines blanches, d'autres de jonc marin, et le plus grand nombre de prunier sauvage.

De toutes les autres reliques que l'empereur d'Orient avait envoyées à saint Louis, nous ne citerons que celles qui, ayant servi à la Passion de Notre-Seigneur, avaient le plus grand prix aux yeux du roi de France et le déterminèrent à construire la Sainte-Chapelle; ce sont : le fer de la lance, du manteau de pourpre, un second morceau de la Croix, du roseau qui servit de sceptre, une partie du suaire et de l'éponge. Il n'est pas question de clous ayant servi à la Passion. Calvin, dans une critique sur le grand nombre de ces clous, prétend qu'il y en avait à la Sainte-Chapelle, nous n'avons trouvé aucun document authentique qui en parle, et Calvin a été réfuté ; cependant, nous voyons parmi les anges qui décorent l'arcade médiane du jubé, un de ces anges portant deux clous. L'église Notre-Dame possède à la vérité deux clous ayant servi à la Passion, mais l'un provient de l'abbaye de Saint-Denis et l'autre de l'abbaye de Saint-Germain-des-Prés.

Parmi les objets précieux conservés à la Sainte-Chapelle, nous devons citer le fameux camée en agate onix dont la gravure en relief représente l'apothéose de l'empereur Auguste ; il n'existe pas de camée d'une aussi grade dimension. Le bâton cantoral était orné d'un buste de l'empereur Titus. Nous citerons aussi la discipline de

saint Louis, qui est aujourd'hui à l'église Notre-Dame
où elle a été déposée avec les autres reliques le
10 août 1706 ; elle est enfermée dans un étui en ivoire
dans l'intérieur duquel se trouve une inscription en
lettres gothiques sur parchemin et ainsi conçue :
cettes escourgettes de fer furent à Mr Loys, Roi de
France.

Les reliques sortaient rarement de la Sainte-
Chapelle ; cependant, Charles le Bel octroya
à perpétuité à l'Hôtel-Dieu cent charretées
de bois par an, en sus des deux cents qu'il avait à
prendre dans la forêt de Compiègne, à condition que
le maître, les frères et les sœurs dudit Hôtel-Dieu,
seraient tenus pour toujours de faire porter à leurs
dépens avec quatre chevaux et deux domestiques à eux
les reliques de la Sainte-Chapelle, aux quatre fêtes
annuelles, à l'endroit où se trouvait la personne du
roi jusqu'à trente-quatre lieues de Paris. En 1483,
Claude de Montfaucon, gouverneur d'Auvergne, et
plusieurs prélats, furent chargés de porter ces mêmes
reliques aux château de Plessis-les-Tours, où les
approches de la mort mettaient le roi Louis XI dans
un grand déconfort, comme il le disait lui-même.
Philippe de Commines ajoute que le pape Sixte IV lui
envoya aussi de Rome le corporal sur quoy chantait
Monseigneur Saint-Pierre. La sainte Ampole qui
est à Reims, qui jamais n'avait été remuée de son
lieu, lui fut aussi apportée jusqu'à sa chambre au
Plessy, et était sur un buffet à l'heure de sa mort ;
il avait envie d'en prendre pareille onction qu'il
en avait prise à son sacre ; combien que beaucoup
de gens cuidaient, qu'il s'en voulut oindre tout
le corps, ce qui n'est vraisemblable, car ladite
sainte Ampole est fort petite et n'a grande matière
dedans.

Saint-Louis se voyant possesseur de toutes ces richesses auxquelles il attachait plus de prix qu'à toutes les autres de la terre, résolut de faire construire un monument digne de les recevoir; il fit d'abord abattre l'ancienne chapelle Saint-Nicolas, posa en 1246 la première pierre de la Sainte-Chapelle, et trois ans plus tard, cette merveille de l'art chrétien était terminée, à l'exception d'une partie de l'ornementation à laquelle on travailla pendant tout son règne; certains morceaux de sculpture furent même exécutés sous les règnes suivants. C'est le 26 août 1247 que s'en fit la dédicace, celle de l'église supérieure par Eudes, évêque de Tusculum, ou Frescati, légat du Saint-Siége en France, sous le titre de sainte Couronne de la sainte Croix, et celle de la chapelle basse par Philippe, archevêque de Bourges, sous l'invocation de la sainte Vierge. La première était la paroisse du roi et de ses officiers, et la seconde des personnes qui habitaient la cour du palais, ainsi que des domestiques des chanoines, des chapelains et des officiers du palais. Le privilége lui fut accordé par une bulle de Jean XXII du 4 août 1320.

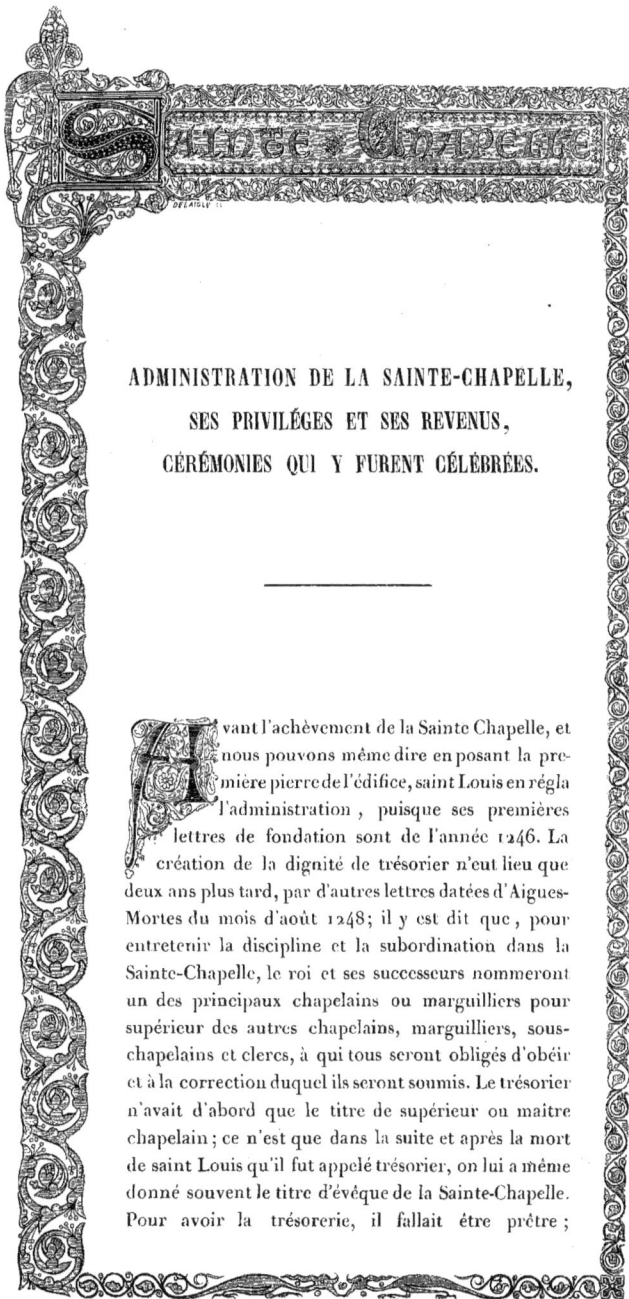

ADMINISTRATION DE LA SAINTE-CHAPELLE,

SES PRIVILÉGES ET SES REVENUS,

CÉRÉMONIES QUI Y FURENT CÉLÉBRÉES.

Avant l'achèvement de la Sainte Chapelle, et nous pouvons même dire en posant la première pierre de l'édifice, saint Louis en régla l'administration , puisque ses premières lettres de fondation sont de l'année 1246. La création de la dignité de trésorier n'eut lieu que deux ans plus tard, par d'autres lettres datées d'Aigues-Mortes du mois d'août 1248; il y est dit que , pour entretenir la discipline et la subordination dans la Sainte-Chapelle, le roi et ses successeurs nommeront un des principaux chapelains ou marguilliers pour supérieur des autres chapelains, marguilliers, sous-chapelains et clercs, à qui tous seront obligés d'obéir et à la correction duquel ils seront soumis. Le trésorier n'avait d'abord que le titre de supérieur ou maitre chapelain ; ce n'est que dans la suite et après la mort de saint Louis qu'il fut appelé trésorier, on lui a même donné souvent le titre d'évêque de la Sainte-Chapelle. Pour avoir la trésorerie, il fallait être prêtre ;

cependant, Charles VI donna cette charge à Jacques de Bourbon, son parent, simple clerc et en bas âge.

Le trésorier jure qu'il fera continuellement résidence à la Sainte-Chapelle, qu'il gardera fidèlement les reliques et le trésor; qu'il ne recevra point de distribution s'il n'a assisté aux heures, à moins qu'il ne soit malade, qu'il n'ait été saigné, ou occupé aux affaires de l'église, ou obligé d'assister à la première messe ou à quelque thèse publique de ses proches ou de ses amis; enfin, qu'il n'introduira aucune coutume nouvelle. Il donne ensuite le baiser au chantre et aux autres chanoines; le chantre le place dans le premier siége du chœur à droite, et puis on le met en possession de la maison de la trésorerie.

Mathieu, prêtre, chapelain titulaire de l'an- cienne chapelle, fut le premier trésorier, et il a toujours joui des provisions journalières appelées livrée qu'il recevait antérieurement, lorsque le roi, la reine ou leurs enfants étaient au palais. Le roi Jean accorda à perpétuité au trésorier, le privilége de nommer à toutes les chapelles royales de la ville, prévôté et vicomté de Paris; ce privilége fut confirmé par des lettres de Charles V, Charles VI, Charles VII, Louis XI, Louis XII et François Ier; ce dernier ordonna en outre que les chapelains seraient tenus de comparaître une fois l'an, le mercredi après le dimanche des Brandons, dans la maison du trésorier, pour lui rendre compte du service de leurs chapelles.

Philippe V obtint du pape Jean XXII, que le trésorier aurait la juridiction sur le concierge (sorte d'intendant qui avait lui-même la justice sur les officiers du palais), le portier, le jardinier, les deux gardes ou sentinelles et enfin sur

tous ceux qui habitaient l'enceinte du palais autour
de la Sainte-Chapelle. A propos de cette prérogative,
il y a eu depuis de grandes contestations avec le curé
de Saint-Barthélemi. Le pape Clément VII chargea
le trésorier de visiter deux fois l'an la chapelle de
Vincennes, sur le collége de laquelle il lui donne
le droit de réprimandes, de corrections et même de
de censures ecclésiastiques. Le même pape accorde à
ce dignitaire le droit d'user de la mitre, de l'anneau
et des autres ornements pontificaux, à l'exception de
la crosse, avec pouvoir de donner la bénédiction au
peuple, dans les processions solennelles qui se font
dans l'enclos du palais, pourvu que l'archevêque
de Sens, l'évêque de Paris ou le légat ne soient pas
présents. Sous le règne de saint Louis, il portait déjà
le rochet, une aumusse doublée d'hermine et
des revers de velours pourpre à son habit de
chœur.

Tout d'abord le trésorier n'eut que cinquante
livres parisis par an, c'est-à-dire neuf cent
vingt-deux francs de notre monnaie, à
prendre sur la prévôté de Paris, moitié à la
Toussaint et moitié à l'Ascension En 1256, saint
Louis y ajouta quatre cent livres à prendre sur les
émoluments du sceau, à la condition que le trésorier serait obligé de fournir le parchemin que l'on
employait au parlement et à la Cour des comptes.
Il recevait en outre la distribution qui était de douze
deniers par jour, six deniers pour matines, trois pour
prime, tierce, la grand'-messe et sexte, et trois
autres pour none, vêpres et complies, les dimanches
et les fêtes de neuf leçons la distribution est de
seize deniers, elle est de dix-huit deniers pour les
fêtes semi-doubles et de quatre aux fêtes doubles et
aux fêtes annuelles. Les bénéfices de la trésorerie

furent, dans la suite, considérablement augmentés
par des fondations que nous ferons connaitre.

Parmi les membres du collége de la Sainte-
Chapelle on compte cinq cardinaux et un
grand nombre d'archevêques et d'évêques;
nous ne ferons mention que de ceux qui se
sont acquis de la célébrité, savoir : Pierre d'Ailly qui
naquit en 1350 à Compiègne ; ses parents, quoique
pauvres, prirent un grand soin de son éducation ; il
devint professeur de philosophie et de théologie,
chancelier de l'Université, aumônier et confesseur de
Charles VI. C'est dans ce temps qu'il fut nommé
trésorier de la Sainte-Chapelle et dans la suite évêque
du Puy, évêque de Cambrai en 1396. En 1405, il prêcha
à Gènes sur le mystère de la Trinité, ce qui fut cause
que le pape Benoit XIII en institua la fête. Il assista aux
Conciles de Pise et de Constance, et Jean XXIII le
créa cardinal en 1411. Il mourut à Cambrai en 1425
et mérita l'éloge d'aigle des doctes de la France et de
destructeur des hérésies.

Gouffier, Adrien, dit le cardinal de Boisy,
chanoine de la Sainte-Chapelle, en 1498, dut
son élévation à la faveur dont jouissaient ses
frères. Le roi François Ier demanda pour lui
le chapeau de cardinal au pape Léon X, qui lui
conféra cette dignité en 1515 ; il obtint depuis la
qualité de légat en France et de grand aumônier ;
il conserva toujours l'évêché d'Albi et fut pourvu
de bénéfices considérables Il mourut en 1523. Ses
deux frères dont le crédit le servit si bien étaient :
Artus Gouffier, comte d'Étampes, et de Caravas,
seigneur de Boisy, d'Oiron et de Maulevrier. Il fut
d'abord gouverneur du roi François Ier, qui lui donna
ensuite la charge de grand-maitre de France, le fit

chevalier de son ordre, lui donna le gouvernement du Dauphiné, etc., etc., et Guillaume Gouffier, ou l'amiral de Bonnivet, seigneur de Bonnivet, de Crèvecœur, de Thois, de Querdes, chevalier de l'ordre de Saint-Michel, amiral de France, gouverneur de la Guyenne, etc.

Babou (Philibert) de la Bourdeisière, trésorier de 1531 à 1543, avait étudié à l'Université de Paris; il fut maître des requêtes en 1553. Le roi Henri II l'envoya à Rome en qualité d'Ambassadeur, et il conserva la même mission sous François II et Charles IX. Il fut fait cardinal par Pie IV en 1561; il eut d'abord l'évêché d'Angoulême et plus tard celui d'Auxerre. Il mourut à Rome, où il fut enterré dans l'église de Saint-Louis-des-Français, en 1570.

Odet de Coligny, cardinal de Châtillon, fut reçu chanoine de la Sainte-Chapelle, 1530; il fut depuis archevêque de Toulouse, évêque et comte de Beauvais, abbé de Saint-Benigne de Dijon, de Fleury, de Ferrière et des vaux de Cernay; il était frère de Gaspard de Coligny, amiral de France, et de François, seigneur d'Andelot. Il fut fait cardinal par le pape Clément VII. Ses deux frères ayant embrassé le parti des calvinistes, il se joignit à eux et rendit dans la suite de grands services aux réformés. Il épousa Élisabeth de Hauteville, aux sollicitations de ceux de son parti qui désiraient avoir parmi eux un cardinal marié. Odet de Coligny mourut en Angleterre, en 1571, empoisonné par son valet de chambre.

Pierre, cardinal de Gondi, trésorier de 1566 et 1570, évêque et duc de Langres, puis évêque de Paris, fut fait commandeur de l'ordre du Saint-Esprit en 1578 par le roi Henri III. Il avait été chancelier et premier aumônier de la reine

Elisabeth d'Autriche. Il se trouva aux états de Blois et fut ambassadeur à Rome. Il mourut à Paris en 1616, à l'âge de quatre-vingt quatre ans. Il fut enterré dans l'église Notre-Dame de Paris, dans la Chapelle de Gondi.

La chantrerie fut établie par des lettres de Philippe-le-Long, du mois de juillet 1319, et fut confirmée en 1320. Le chantre avait l'inspection sur le service divin ; il devait régler le chant et la lecture ; il avait le droit de réprimandes sur les chapelains et les clercs; il devait dénoncer au trésorier ceux qui devraient être punis ; le trésorier conservait son autorité, qui s'étendait jusque sur la personne du chantre; Le trésorier et les chanoines devaient assigner au chantre une place honorable au chœur, et il était ordonné par les lettres de fondation que les chanoines et les clercs devraient lui obéir pour tout ce qui regarde son office. Le serment du chantre était le même que celui du trésorier; après le serment, il donnait le baiser au trésorier et aux chanoines; il était ensuite installé dans le second siége à droite du chœur près du trésorier ou dans le premier siége à gauche, puis on le mettait en possession de la maison de la chantrerie. Le chantre recevait une rente de cinquante livres parisis, à prendre, savoir : dix livres parisis sur les fiefs-fermes du vivier d'Arquency; vingt livres sur les bois de Clairlande, trente livres sur le moulin de Ribercy, et cinquante sous sur le moulin de Buron. Il avait, en outre, la distribution manuelle qui était de deux sous quatre deniers par jour. Il avait en plus quatre deniers aux fêtes semi-doubles, quatre deniers à chaque procession, et une double distribution aux fêtes doubles.

harles VI augmenta les revenus de la chantrerie, et il ordonna, par des lettres patentes de l'année 1405, que ledit office serait possédé à perpétuité par un chanoine qui serait élu par le trésorier et les chanoines et présenté au roi ; ces lettres furent confirmées par le cardinal de Cherlan, légat *à latere* en France, et un arrêt du parlement du 12 septembre de la même année ordonne, que le chantre portera aumusse grise comme les autres chantres, et qu'il aura droit d'opter entre le siége près du trésorier et le premier à gauche du chœur.

l est impossible, à propos du trésorier et du chantre, de ne point parler de l'incident qui donna lieu au fameux poëme du Lutrin. En général, on traite de fable ce petit conflit d'autorité, comme s'il devait résulter un grand scandale d'un fait très simple, sans gravité et qui est un témoignage de la bonne harmonie qui régnait dans le collége de la Sainte-Chapelle, puisqu'elle a pu être troublée par un différent aussi futile. Lorsque les quatre premiers chants du Lutrin parurent, en 1674, Boileau expliqua dans sa préface, mais avec quelques déguisements, à quelle occasion il avait composé son poëme. Dans la préface de l'édition de 1675, il nie l'incident en ces termes : « Je ne ferai point ici comme Arioste, » qui, quelquefois, sur le point de débiter la fable du » monde la plus absurde, la garantit vraie et d'une » vérité reconnue; pour moi je déclare franchement » que tout le poëme du Lutrin est une fiction et que » tout y est inventé. » Dans l'édition de 1683, Boileau revient à son premier exposé en ces termes : « Il serait » inutile maintenant de nier que le poëme suivant a été » composé à l'occasion d'un différent assez léger qui » s'émut dans l'une des plus célèbres églises de Paris, » entre le trésorier et le chantre, mais c'est tout ce

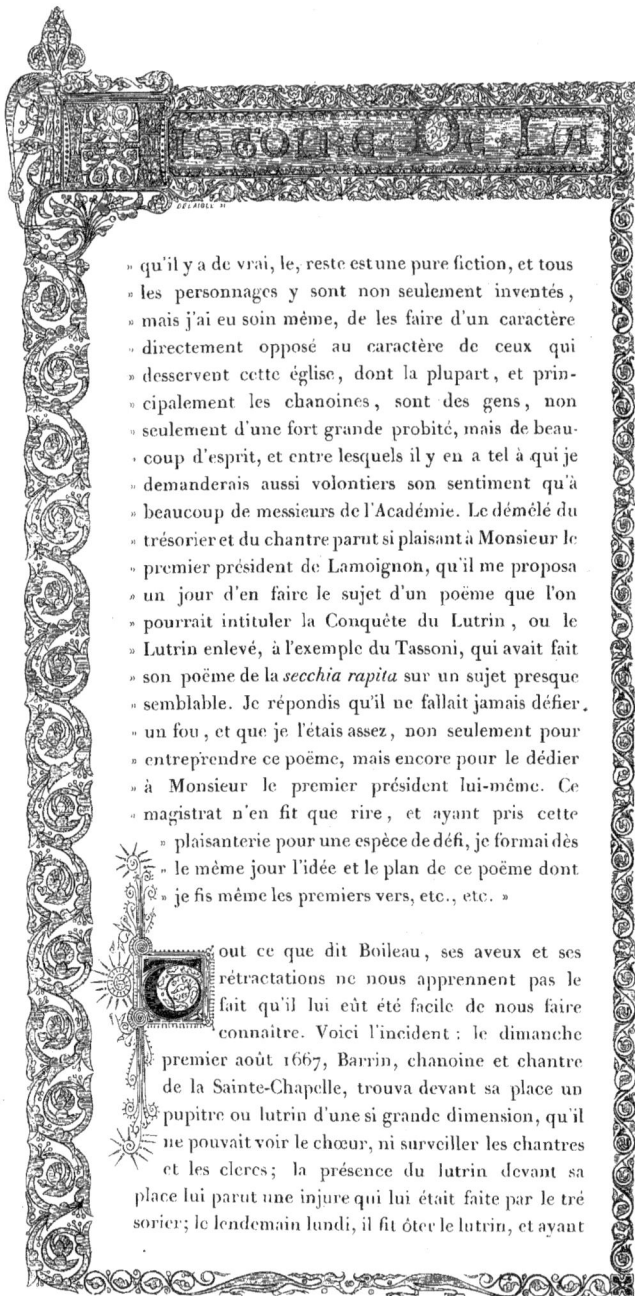

» qu'il y a de vrai, le, reste est une pure fiction, et tous
» les personnages y sont non seulement inventés,
» mais j'ai eu soin même, de les faire d'un caractère
» directement opposé au caractère de ceux qui
» desservent cette église, dont la plupart, et prin-
» cipalement les chanoines, sont des gens, non
» seulement d'une fort grande probité, mais de beau-
» coup d'esprit, et entre lesquels il y en a tel à qui je
» demanderais aussi volontiers son sentiment qu'à
» beaucoup de messieurs de l'Académie. Le démêlé du
» trésorier et du chantre parut si plaisant à Monsieur le
» premier président de Lamoignon, qu'il me proposa
» un jour d'en faire le sujet d'un poëme que l'on
» pourrait intituler la Conquête du Lutrin, ou le
» Lutrin enlevé, à l'exemple du Tassoni, qui avait fait
» son poëme de la *secchia rapita* sur un sujet presque
» semblable. Je répondis qu'il ne fallait jamais défier
» un fou, et que je l'étais assez, non seulement pour
» entreprendre ce poëme, mais encore pour le dédier
» à Monsieur le premier président lui-même. Ce
» magistrat n'en fit que rire, et ayant pris cette
» plaisanterie pour une espèce de défi, je formai dès
» le même jour l'idée et le plan de ce poëme dont
» je fis même les premiers vers, etc., etc. »

Tout ce que dit Boileau, ses aveux et ses
rétractations ne nous apprennent pas le
fait qu'il lui eût été facile de nous faire
connaître. Voici l'incident : le dimanche
premier août 1667, Barrin, chanoine et chantre
de la Sainte-Chapelle, trouva devant sa place un
pupitre ou lutrin d'une si grande dimension, qu'il
ne pouvait voir le chœur, ni surveiller les chantres
et les clercs ; la présence du lutrin devant sa
place lui parut une injure qui lui était faite par le tré
sorier ; le lendemain lundi, il fit ôter le lutrin, et ayant

mis de son parti les chanoines, il leur représenta
que c'était un fait de police et de discipline de
l'église, qui s'était passé sans la participation des
chanoines; que, depuis seize ans qu'il était chantre,
il n'y avait jamais eu de fautes dans la célébration
des offices. Il donna ensuite assignation aux sieurs
Cyreux et Frontin, prêtres sous-marguilliers, par-
devant le maitre des requêtes du Palais, pour qu'il
leur fût fait défenses de mettre un pupitre devant
sa place, à peine de cent livres d'amende et de tous
dépens, dommages et intérêts. Il fut donné acte au
chantre, de ce que les sous-marguilliers avaient
placé le pupitre sans les ordres de la compagnie;
et ce qui avait été fait par le chantre fut approuvé.
Le trésorier prit fait et cause pour les sous-marguilliers,
et demanda par requêtes et significations à faire
renvoyer l'instance devant son official. Les chanoines
prièrent le trésorier de ne point plaider et de
s'en rapporter à un arbitrage; ce dernier répondit
qu'ayant fait placer le lutrin comme il avait le
droit de le faire, il ne pouvait se soumettre à des
arbitres. Guillaume de Lamoignon, premier président, s'offrit comme médiateur et demanda au
chantre de faire remettre le pupitre en place et
l'engagea à s'en rapporter à lui pour le reste; le
chantre demanda du temps, prit l'avis de ses
confrères et les pria de ne le pas abandonner; il fit
valoir son grand âge, ses services et son zèle. Les
chanoines remercièrent monsieur de Lamoignon de
l'intérêt qu'il portait au collége, et le chargèrent de
prononcer sur le différend qui les divisait.

e premier président fit entendre au trésorier,
que le lutrin n'avait anciennement été
placé au chœur, que du consentement des
chantres, et que, puisqu'il était incommode et

déplaisait si fort au chantre Barrin, il ne serait pas convenable de l'y faire replacer. Il engagea ensuite les chanoines à donner quelques satisfactions au trésorier, et leur persuada de remettre le lutrin en place; le lendemain, il y fut replacé par ordre du chantre lui-même, et il n'y resta qu'un jour, le trésorier l'ayant fait ôter. Tel est l'incident qui donna lieu au fameux poëme. Les deux héros, le trésorier Claude Auvry et le chantre Barrin, jouissaient d'une grande estime, tant pour leur caractère que pour leur savoir; outre que Barrin était chanoine et chantre, il était encore lieutenant de la colonelle du Palais, et un écrivain du temps rapporte : « Que dans le même jour on pouvait le voir dans ces deux offices si différents. »

Par ses premières lettres de fondation, saint Louis ordonne qu'il y aura dans la Sainte-Chapelle, cinq chapelains principaux et deux marguilliers qui seront diacres ou sous-diacres; chacun des grands chapelains aura sous lui un sous-chapelain prêtre et un clerc diacre ou sous-diacre. Par les secondes lettres, il augmenta cette première fondation d'un marguillier. Les chapelains et les marguilliers recevaient une rente de vingt-cinq livres parisis à prendre au Châtelet sur la prévôté de Paris. Tous les bénéfices de l'ancienne chapelle furent donnés aux cinq grands chapelains; la distribution fut ainsi réglée : les principaux chapelains recevaient douze deniers par jours communs, seize pour les dimanches, dix-huit pour les fêtes semi-doubles et trois pour les fêtes doubles; les sous-chapelains recevaient quatre deniers par jour, six deniers le dimanche; la même proportion est gardée pour les autres fêtes; les marguilliers et les clercs avaient trois deniers par jour, et recevaient une augmentation proportionnelle pour les dimanches et les fêtes. Ces distributions étaient prises sur les offrandes qui se faisaient à la Sainte-Chapelle, à l'exception de ce qui était donné auxprêtres et qui tournait entièrement au profit des grands chapelains. Celui des chapelains qui était de semaine, couchait à la Sainte-Chapelle, ainsi que les marguilliers pour la garde des reliques, et il recevait une distribution supplémentaire de quatre deniers. Les fonds d'offrandes devaient aussi servir aux frais du luminaire et à l'entretien des vitraux, en outre de soixante sous assignés par les rois Louis VI et Louis VII pour l'entretien du luminaire de l'ancienne chapelle, et lorsque ces fonds ne suffisaient pas, il y était pourvu au moyen des deniers royaux conservés au trésor du Temple.

Saint Louis donna en 1256 aux chapelains et aux marguilliers huit muids de froment à prendre chaque année sur les revenus en grains de la prévôté de Sens, non compris les quatre muids que l'ancien chapelain percevait sur les granges de Gonesse et de Villeneuve. Il donna aussi quatorze muids de vin à prendre au pressoir du roi derrière Saint-Etienne-des-Grès. En 1270, l'année de sa mort, il donna ordre à l'abbé de Saint-Denis, à l'archidiacre de Bayeux, et au trésorier de Saint-Frambourg de Senlis, de chercher des fonds pour la dotation de la Sainte-Chapelle, avec cette clause : que son intention était que la fondation n'excédât pas sept cents livres de revenus par an. Il dota encore le Collége d'une rente de trois muids de froment à prendre sur le moulin de Linais. Philippe-le-Hardi accorda la livrée entière, par jour, quand il habiterait Paris ; cette livrée était de huit denrées de pain, six pintes de vin tel qu'on le livrait aux chevaliers, c'est-à-dire de mère goutte, quatre deniers pour la cuisine et douze morceaux de chandelle, ce droit de *commitinus* fut depuis observé par tous les rois de France. Le même roi donna ensuite au trésorier et aux chanoines toutes les offrandes, les aumônes et les dons casuels pour être employés en distribution de vin. En 1318, Philippe-le-Long augmenta le collège de dix-huit prêtres, savoir : cinq principaux chapelains, cinq sous-chapelains, cinq clercs et trois sous-chapelains pour les marguilliers, qui prirent alors le titre de chanoines ; il assigna pour cette nouvelle fondation dix-sept cent cinquante-deux livres neuf sous trois deniers de rentes à prendre sur les fieffermes de Caen et de Bayeux, et il y ajouta dix muids de froment à prendre sur la prévôté de Sens. En 1327, Charles-le-Bel donna aux trésoriers et aux chanoines cent livres parisis à prendre tous les ans sur la prévôté de Bayeux.

Le droit de régale dont jouissait la Sainte-Chapelle depuis sa fondation lui fut conservé jusqu'au règne de Louis XIII, qui lui donna en échange la mense abbatiale de Saint-Nicaise de Reims, ce qui ôta aux Bénédictins de ce monastère les moyens de terminer leur admirable église. Le droit de régale était la jouissance des fruits temporels ou bénéfices des évêchés vacants qui appartenaient au roi, comme tout seigneur faisait siens les fruits du fief vacant jusqu'à ce que le fief fût rempli. Ce ne fut qu'à partir de l'année 1711 que la mense abbatiale de Saint-Nicaise fut réunie à la Sainte-Chapelle, et, depuis cette époque, les revenus et les biens du collège furent administrés par la chambre des comptes. Nous n'entrerons pas dans les détails de l'histoire des revenus, des acquisitions de domaines et des fondations de chapelles, nous ne donnerons guère que des chiffres. Dans le principe, des rentes avaient été assignées sur plusieurs domaines ou sur la prévôté de Paris ; plus tard, une partie de ces domaines fut cédée en toute propriété, et ce qui restait fut acheté à différentes époques ; ainsi, pour la ferme de Gonesse par exemple, il y eut de l'année 1327 à l'année 1402, quatorze contrats d'acquisitions au profit de la Sainte-Chapelle. Pendant les guerres avec les Anglais, le Collége ne recevant plus les rentes assignées sur les fermes de Caen et de Bayeux, on lui donna pour le dédommager la perception des droits des forges et des changes du Pont-au-Change et d'une partie des étaux adossés au Palais : cette indemnité s'élevait à la somme de huit cent trente-cinq livres quatorze sous cinq deniers, pour indemniser la Sainte-Chapelle de la non jouissance des mêmes domaines ; les rois Jean et Charles VI avaient assigné des rentes, le premier sur la vicomté de Rouen et le second sur la composition de la ville de Tournay.

Il y eut ving-deux fondations de chapelles, douze dans la chapelle haute et dix dans la chapelle basse, pour des obits, des messes perpétuelles ou des prières, pour les rois et pour des personnes de distinction ; ces fondations augmentèrent considérablement les revenus du collége. Voici les principaux bénéfices des fondations : Philippe de Valois lui assigna quarante-huit livres de rentes à prendre sur la vicomté de Caen pour l'obit de Philippe-le-Long, une rente de trente-deux livres parisis, une maison donnée par Marie de Melun, cinq cents francs d'or donnés par Gilles de Chaumont, une rente de quarante livres, par Robert de Vernon, une rente de vingt-quatre livres parisis, par Galeran, une rente perpétuelle de cinq cents livres sur le domaine de Paris,

treize muids de vin de mère goutte et vingt livres de
rente, le domaine de Saint-Quentin et de Riblemont,
quatre cent livres de rentes et deux muids de blé,
les prés de Neuilly-sur-Marne, une maison à Picpus
avec une terre de quinze arpents et une rente de trente-
deux livres. Le collége de la Sainte-Chapelle avait
encore à prendre deux muids de sel tous les ans au
grenier à sel de Paris. Telles étaient les ressources de
la Sainte-Chapelle, que l'on peut facilement évaluer,
quand on sait que la livre numéraire valait dix-huit
francs quarante centimes environ. Le muids de
froment représentait dix-huit hectolitres soixante-
douze litres, et le muids de vin deux hectolitres
soixante litres.

La Sainte-Chapelle relevait du saint siége;
l'évêque de Paris et l'archevêque métropo-
litain de Sens n'avaient aucun droit sur son
chapitre. Dès 1243, le pape Innocent IV, à la
demande de saint Louis, défendit à toutes personnes de lancer contre cette église ou ceux qui
la desservent aucune sentence d'excommunication, de
suspens ou d'interdit, sans un ordre exprès du saint
siége. En 1272, le pape Grégoire X renouvela la même
défense. Le pape Honoré IV, par une bulle du
6 novembre 1285, exempta les chanoines et les
chapelains des décimes et de la prestation des décimes,
parce qu'ils appartenaient à la maison du roi.

Quoique de tout temps, on ait qualifié le
collége de la Sainte-Chapelle de chapitre,
il n'eut jamais que ce titre, sans les priviléges. Les chanoines obtinrent cependant du pape
Benoît XIII une bulle qui érigeait leur église en
chapitre, leur permettait de tenir arche, d'avoir un
sceau, leur attribuait l'exercice de la juridiction, de

la correction des mœurs et de jouir des prérogatives des chapitres. Ils obtinrent ensuite des lettres patentes confirmant la bulle du pape. Le trésorier, les chapelains et les clercs s'en plaignirent à Charles VI qui avait donné ces lettres ; le roi s'empressa d'annuler la bulle du pape et les lettres qu'il avait accordées, comme ayant été subrepticement obtenues, comme portant atteinte à ses droits, et comme étant contraires à la fondation du collége ; en conséquence, il les condamne, les casse, les révoque et les abolit pour toujours, voulant qu'elles soient tenues pour nulles et de nul effet. Les chanoines demandèrent encore plus tard les mêmes priviléges ; ils s'adressèrent au parlement, mais sans plus de succès.

Il y eut deux réformes des réglements de la Sainte-Chapelle ; la première, en 1394, fut rendue nécessaire par suite de relâchements dans la célébration des offices et surtout des petites heures. Le roi veut que la première messe soit chantée en notes et posément, que pour faire honte à celui qui entrerait tard au chœur, l'ancien usage observé dans les cathédrales et les églises collégiales soit remis en vigueur : cet usage consistait à remuer avec bruit les siéges du chœur, jusqu'à ce que celui qui serait entré tard en soit sorti et se soit retiré à la sacristie. Le roi veut aussi que les chanoines portent des habits de ville décents, et il proscrit la ceinture que portaient les laïques, les manches larges, les chaussures à pointes découpées, dites à queue de scorpion, et les souliers à la poulaine ou à longues pointes ; il recommande une large tonsure, etc. La seconde réforme eut lieu en 1550. François Ier fit de nouveaux règlements pour mettre un terme à différents procès et à des querelles qui divisaient alors le collége ; il institua aussi trois huissiers ou bedeaux pour maintenir l'ordre pendant les offices.

Les fondations de chapelles avaient considérablement augmenté le nombre des chapelains; mais par la suite il fut diminué, la première fois lorsque Paris fut assiégé par Henri IV, et depuis il n'a jamais été rétabli. A la fin du dernier siècle, le personnel de la Sainte-Chapelle était ainsi composé : un trésorier et un chantre, six chapelains perpétuels et vingt, tant chapelains que clercs, dont trois marguilliers, un sonneur, huit enfants de chœur, un maître de musique, un maître de grammaire et quatre huissiers.

Il était anciennement d'usage, à la Sainte-Chapelle, le jour du samedi saint, d'attacher au cierge pascal une table chronologique des principales époques, des fêtes propres, des solennités particulières, de l'âge du roi, de l'année de son règne et de la date de l'épiscopat de l'évêque diocésain. La veille et le jour de la Toussaint, l'office était fait par un évêque ou un abbé bénit, auquel on donnait à dîner après la messe ; cet usage a été respecté jusqu'en 1706. Une coutume qui remontait à l'origine de la fondation du collége, consistait à faire un service solennel, avec tenture et catafalque, après la mort du roi, de la reine et des enfants de France.

La cérémonie de l'ange, qui attirait tant de grands personnages à la Sainte-Chapelle, le jour de la Pentecôte, consistait à jeter des voûtes de l'église des étoupes allumées en manière de langues de feu, un ou deux pigeons blancs et des fleurs, pour représenter la descente du Saint-

DELAIDLE H

Esprit sur les apôtres et la diversité des langues qu'ils parlaient. On voyait aussi descendre de la voûte la figure d'un ange tenant un vase d'argent, avec lequel il versait de l'eau sur les mains du célébrant.

Tous les ans, on faisait à la Sainte-Chapelle la fête des Fous ; les enfants de chœur, ce jour-là ne reconnaissaient aucune autorité, se plaçaient dans les stalles et portaient les chappes et le bâton cantoral. Cette coutume était également suivie dans toutes les autres églises, mais d'une façon beaucoup plus scandaleuse qu'à la Sainte-Chapelle, où les enfants de chœur seuls prenaient part à ces réjouissances. La fête des Fous n'avait pas lieu partout le même jour ; cependant on la célébrait ordinairement le jour de Noël, de la Circoncision ou de l'Épiphanie. Les écoliers et les clercs entraient dans l'église déguisés en bateleurs, en femmes, et même en rois et en ducs ; ils chantaient des chansons obscènes, mangeaient sur l'autel près du prêtre qui officiait, brûlaient de vieux cuirs dans les encensoirs et nommaient pape ou évêque des fous celui qui se faisait remarquer par les excentricités les plus extravagantes ; on lui donnait la mitre et la crosse, il faisait des allocutions impies et même sacriléges, ensuite il donnait la bénédiction au peuple. Cet ancien usage, qui était pratiqué jusque dans les couvents d'hommes et de femmes, était remplacé dans certains diocèses par une imitation des Saturnales des Romains ; les évêques jouaient familièrement avec leur clergé et avec leurs diocésains, à différents jeux comme la paume et la boule ; mais ces divertissements n'entraînaient avec eux ni les excès ni les désordres qui rendirent la fête des Fous odieuse à toute l'Eglise. On reconnaît facilement dans ces réjouissances les fêtes payennes qui se célébraient à la fin de décembre et au commencement de janvier : les citoyens s'envoyaient réciproquement des présents, les maîtres mangeaient avec leurs esclaves, en mémoire du règne de Saturne, pendant lequel les hommes vivaient en commun. Le premier jour de l'année, les payens se déguisaient pour se promener par les carrefours. Telle est, sans nul doute, l'origine des déguisements de la fête des Fous, de la coutume de faire des cadeaux le premier janvier, de cette liberté des évêques avec leur clergé et des prêtres avec leurs clercs. Quoique ces réjouissances eussent été défendues par les conciles, les synodes et des ordonnances particulières, elles continuèrent d'être en usage jusqu'en 1680, et à la Sainte-Chapelle jusqu'en 1671. En Angleterre, la fête des fous avait encore lieu au milieu du seizième siècle, puisque, dans un inventaire des ornements de l'église d'York, il est fait mention d'une petite mitre et d'un petit anneau pour l'évêque des enfants. Ce qui prouve l'antiquité de cette coutume, c'est qu'elle fut rigoureusement condamnée par saint Augustin dans son sermon *de tempore*.

Il y avait, le jour de la Quinquagésime, réunion des paroisses de la cité dans la cour du mai, pour faire une action de grâce vers le chevet de la Sainte-Chapelle, pour la permission d'user de laitage et de beurre pendant le Carême ; la Vraie Croix était exposée devant la fenêtre depuis sept heures du matin jusqu'à onze ; et, à cette heure, le trésorier donnait la bénédiction au peuple. La veille du Dimanche des Rameaux, Messieurs de la Chambre des Comptes étaient admis à l'adoration de la Croix ; le trésorier et le chantre occupaient seuls leur place ordinaire, les chanoines et les chapelains siégeaient dans les dernières stalles hautes.

On avait la coutume, à la Sainte-Chapelle, de dire les matines le matin avant l'heure de l'office de prime, parce que l'habitude qu'avait saint Louis de se lever à minuit pour y assister lui ayant procuré de violents maux de tête, il fit changer l'heure de cet office; cette coutume s'est conservée jusque vers le milieu du quatorzième siècle.

Dès le temps de saint Louis, alors que ce roi exposait lui-même la Vraie Croix, les trésoriers de France allaient en corps à la Sainte-Chapelle le Mardi-Saint, ils entendaient une basse messe, adoraient la Croix et donnaient chacun une offrande de dix écus; cet usage a toujours été respecté depuis. Le Mercredi-Saint, les prêtres de la confrérie de Notre-Dame-aux-Bourgeois se rendaient en procession et sans croix à la basse Sainte-Chapelle où ils chantaient une messe des Saintes-Reliques après laquelle ils allaient adorer la Vraie Croix à la Chapelle haute.

En 1322, Philippe le Bel, par lettres datées de Paris, le dernier jour de septembre, établit les religieux carmes de Paris, en qualité de chapelains perpétuels, pour faire tous les ans l'office à la Sainte-Chapelle, le jour de la fête de l'Invention de la Croix; il veut que ce jour-là ces religieux puissent seuls chanter les premières vêpres, les heures, la messe solennelle et faire un sermon; il donne à cet effet, à chacun des religieux présents, vingt-sept deniers parisis pour pitance, savoir: neuf deniers pour les premières vêpres et dix-huit pour la messe et les autres heures, avec ordre au trésorier et à ses successeurs de leur faire payer ladite rétribution sans qu'il soit besoin

DELAROE H.

d'autre mandement. Par transaction du premier septembre 1344 entre les religieux Mathurins et ceux de Sainte-Geneviève, ces religieux, chargés par saint Louis de faire l'office à la Sainte-Chapelle le jour de la fête de l'Exaltation de la Croix, arrêtèrent unanimement entre eux qu'il y aurait tous les ans à pareil jour, pour acquitter cette obligation, trente-deux religieux de Sainte-Catherine, y compris le sous-diacre, et huit religieux de chaque ordre pour chanter de chaque côté.

Parmi les cérémonies qui furent célébrées à la Sainte-Chapelle et qui eurent assez d'importance pour avoir jusqu'à présent conservé une place dans l'histoire de notre pays, nous citerons plusieurs couronnements de reines et des assemblées qui ne manquent point de célébrité. Philippe le Hardi ayant épousé en seconde noces Marie, fille de Henri et sœur de Jean, duc de Brabant, la jeune reine fut amenée par son frère et fut reçue avec magnificence au milieu des grands du royaume; son couronnement se fit le vingt-trois juin 1275; le roi avait choisi Pierre de Brabet, archevêque de Reims, pour cette cérémonie.

Le quinze juin 1292, l'empereur Henri de Luxembourg, septième du nom, épousa Marguerite, fille du duc de Brabant et nièce de la reine Marie alors veuve de Philippe III; la bénédiction fut donnée à la Sainte-Chapelle par Simon de Bucy, évêque de Paris, qui officia pontificalement. Ce prélat passa ensuite par devant notaire un acte qu'il signa et scella de ses armes, dans la Chambre des Comptes; par cet acte, il déclarait que cette messe et cette bénédiction ne porteraient en rien atteinte à l'exemption de cette église, la recon-

naissant exempte de sa juridiction. En 1323, le jour
de la Pentecôte, la reine Marie de Luxembourg, fille
de l'empereur Henri et de Marguerite de Brabant, fut
sacrée et couronnée reine de France dans la même
église, par Guillaume de Melun, archevêque de Sens,
en présence du roi Charles le Bel qui l'avait épousée
en secondes noces. En 1326, le même roi faisait
couronner à la Sainte-Chapelle Jeanne d'Évreux
qu'il avait épousée en troisièmes noces.

Au mois d'octobre 1332, Philippe de Valois
tint à la Sainte-Chapelle une assemblée où
se trouvaient Jean, roi de Bohême, le roi de
Navarre, les ducs de Bourgogne, de Bretagne, de
Lorraine, de Brabant et de Bourbon, vingt-six prélats
et beaucoup de noblesse. Pierre de la Palu, moine
de l'ordre des Dominicains, docteur de l'Université
de Paris et patriarche de Jérusalem, ayant exposé
plusieurs raisons pour établir l'obligation d'entreprendre un voyage en terre sainte, tous les prélats et
les barons déclarèrent qu'ils étaient prêts à exposer
leur vie et leurs biens pour une si bonne cause; le roi,
de son côté, dit qu'il avait l'intention d'aller en terre
sainte et de laisser la garde de son royaume à son
fils Jean, auquel les assistants prêtèrent serment
d'obéissance. Cette croisade, quoique acclamée de
bonne foi, n'eut cependant pas lieu, et il ne faut en
accuser que la difficulté des temps; la France, qui
s'était relevée depuis Philippe Auguste, commençait
à tomber de nouveau et était alors déchirée par la
trahison, la guerre et les intrigues.

On reçut à Paris, en 1378, l'empereur
Charles IV et son fils Venceslas, roi des
Romains; l'empereur venait accomplir un
pélerinage à Saint-Maur-des-Fossés, « mais combien

» qu'il eust sa dévotion, il venait aussi, disait-il,
» pour voir le roi, la reine et leurs enfants et leur
» présenter son fils. » Charles V fit à son oncle et
à son cousin une réception toute magnifique pour
le temps; festins, harangues et compliments de
l'Université. La veille de l'Épiphanie, les trois
monarques entendirent les vêpres à la Sainte-
Chapelle et le lendemain ils y assistèrent à la messe.
Quoique le roi de France eût pour son oncle une
très vive amitié, il est à remarquer, tant les idées
sur l'étiquette, la préséance et le cérémonial domi-
naient alors, que Charles V organisa la marche de
ses hôtes depuis la frontière jusqu'à Paris de telle
façon qu'ils ne purent arriver qu'après les fêtes de
Noël, tant il craignait qu'il ne prît envie à son oncle
d'assister aux offices de la nuit, revêtu de ses habits
impériaux, et de chanter la dernière leçon des
matines, ce qui était un droit des empereurs d'occident dans leur empire.

Isabelle de Bavière fut couronnée reine de
France à la Sainte-Chapelle, le vingt et un
juin 1389, par Jean de Vienne, archevêque de
Ruoen. Charles VI fit précéder le couronnement
d'une entrée solennelle dans la capitale; il y eut
représentation de mystères: on voyait « Dieu séant
» en sa majesté, et de petits enfants de chœur
» chantaient moult doucement en forme d'anges »
on voyait aussi « la sainte vierge tenant entre ses
» bras un petit enfant, lequel s'esbatait à part soi
» avec un petit moulin et fait d'une grosse noix. » Le
soir un homme descendit avec un flambeau à chaque
main, sur une corde qui avait été tendue depuis le haut
des tours de Notre-Dame jusqu'au pont. Tels étaient
alors les spectacles les plus beaux que l'on pût donner.
Le roi ayant voulu jouir de ces fêtes, monta en croupe

derrière le grand-trésorier de France Savoisy et reçut de bons horions par la foule.

Après la mort de Clément VII, il y eut schisme à l'occasion de l'élection de Pierre de Lune qui prit le nom de Benoit XIII; le célèbre docteur Pierre d'Ailly, qui avait été trésorier de la Sainte-Chapelle, fut employé comme négociateur, mais sans succès; on résolut de tenir un concile national qui eut lieu à la Sainte-Chapelle; Simon de Cremault, patriarche d'Alexandrie, le présida, le patriarche de Jérusalem y fut présent; l'assemblée se composait de sept archevéques, quarante évêques, beaucoup d'abbés et de docteurs, de six conseillers du parlement et de trois avocats; la décision du concile, comme on sait, fut sans effet. C'est dans le même temps que fut conclu le mariage de Richard, roi d'Angleterre, avec Isabelle de France, alors âgée de six ans. La célébration de ce mariage se fit à la Sainte-Chapelle.

Le vingt novembre 1692, le collége de la Sainte-Chapelle députa deux chanoines à l'assemblée générale tenue à la chambre de saint Louis, à l'occasion du grand nombre de pauvres et de la cherté du pain; les deux chanoines ayant exposé que le collége désirait participer au soulagement des malheureux, il fut décidé que chaque chanoine paierait cent livres de ses deniers, le trésorier le double, chaque chapelain cinquante, le receveur trente et les chapelains forains et officiers de l'église selon leurs moyens et leur dévotion. Cette assemblée ne fut pas la seule, elle était renouvelée toutes les fois que la famine désolait le pays.

I l se passa à la Sainte-Chapelle un fait assez curieux, en ce qu'il donna lieu de la part de saint Louis à une ordonnance de police, et fut l'origine d'un proverbe que l'on cite encore tous les jours; autrefois, à un moment de la messe, les assistants s'embrassaient; c'était un usage institué par la primitive église pour exprimer la fraternité et l'amour du prochain dont les fidèles doivent être animés. La reine Marguerite se trouvant à la messe à la Sainte-Chapelle, embrassa une femme qui se trouvait près d'elle; mais ayant appris ensuite que cette femme était une prostituée, elle s'en plaignit à saint Louis, qui défendit, sous des peines sévères, aux femmes de mauvaise vie, l'usage des ceintures brodées d'or que les femmes portaient alors; mais l'ordonnance ne fut pas exécutée à la lettre, à cause de la difficulté des preuves, et, de là est venu le proverbe : bonne renommée vaut mieux que ceinture dorée.

DESCRIPTION DE LA SAINTE-CHAPELLE.

Bien que, par suite de nombreuses transfor-
mations, les édifices construits depuis le
commencement du xiiie siècle, procèdent du
roman ; ils ont tous néanmoins l'apparence
originale d'une architecture nouvelle et sans
précédent. Ce n'est pas seulement le plein cintre
qui est remplacé par l'arc brisé ; la révolution est
complète, du chapiteau à la base, de la balustrade à
l'arcature ; il n'est pas jusqu'aux ornements qui ne
soient puisés à une source nouvelle. C'est surtout
vers l'époque de la construction de la Sainte-
Chapelle, c'est-à-dire au milieu du xiiie siècle, que
la métamorphose est complète ; non seulement
comme nous venons de le dire, tout est changé
et tout est nouveau, mais il ne reste plus du
roman que le caractère grave et pieux imposé par
la destination. Le gothique, comme tous les autres
genres d'architecture, a subi des modifications, et
ces modifications ont porté, non seulement sur

l'ensemble et sur les parties principales, mais jusque sur les détails les moins apparents. On distingue trois genres d'architecture gothique que l'on reconnait facilement à leurs caractères particuliers.

Dans le style ogival primaire, l'arc brisé est ordinairement aigu ou à lancette et quelquefois exhaussé, les ornements feuillagés sont larges, amples, les crochets formés par les feuilles sont disposés de haut en bas, la pointe dirigée vers le sol; la même direction est également adoptée pour tous les crochets qui ornent les rampants des pignons, les pinacles, etc. Les chapiteaux ont peu de hauteur sans être lourds, l'aspect des monuments est d'une grande sévérité. Le style qui succède et que l'on nomme secondaire ou rayonnant, se distingue du premier, d'abord en ce que l'ogive à lancette est remplacée par l'ogive équilatérale qui ne diffère pas essentiellement de la précédente, mais dont les moulures sont plus maigres et en général plus saillantes; les piliers, les chapiteaux et les bases ont une forme plus élancée; les crosses ou crochets ont une direction différente des précédents; vers la fin du xIVe siècle, chaque lobe des trèfles se compose d'une ogive, les ornements sont plus fins et plus serrés, les figures sont mieux exécutées et s'approchent plus de la nature. Si le gothique de la seconde période a gagné en finesse, il a certes perdu en caractère.

La troisième période, que l'on désigne par les noms de style ogival tertiaire, fleuri ou flamboyant, est très facile à distinguer des deux autres. On emploie encore l'ogive équilatérale, mais très souvent aussi l'ogive abaissée ou obtuse; les ornements sont semés avec profusion et se composent ordinairement de feuilles frisées, de plantes indigènes admirablement travaillées, cependant la pierre est tellement fouillée que l'œil en est fatigué et l'harmonie rompue; on voit bien encore des crosses rappelant la forme des crochets du xiii° siècle, mais l'esprit en est changé, elles sont beaucoup plus délicates et d'une autre nature de feuilles; les piliers sont souvent dépourvus de chapiteaux et les colonnettes cylindriques sont abandonnées.

Le style ogival primaire comprend presque tout le xiii° siècle; le style secondaire tout le xiv°, et le tertiaire tout le xv° et le commencement du xvi°; à cette époque le gothique s'arrête; le donjon qui devient inutile s'écroule sous la féodalité qui tombe, la basilique reste seule debout, pour attester le passé et faire l'admiration de l'avenir; l'artiste chargé de suivre d'autres mœurs et d'en perpétuer le souvenir, l'artiste accomplit sa mission, et l'art prend une direction nouvelle.

Quoique la Sainte-Chapelle appartienne, comme on vient de le voir, au style ogival primaire; elle pourrait, avec un petit nombre de monuments construits à la même époque, former un genre à part; on y remarque plus de légèreté et de finesse, plus de recherche dans l'exécution des détails et dans les appareils que dans les édifices construits au commencement du même siècle; un peu plus tard, les ornements deviennent plus déliés, ou si l'on veut plus maigres; la masse perd un peu de son homogénéité; les architectes commencent à vouloir faire de l'effet à force de hardiesse, et pour étonner, ils tombent déjà dans ce grêle, qui plus tard, est devenu non seulement un caractère particulier, mais une nécessité. Nous ne poserons cependant pas en principe, ce qui n'est qu'une exception, et cette exception peut bien n'être que le résultat du goût des architectes, de l'originalité desquels on n'a peut-être pas jusqu'ici fait la part méritée. Ces barbares sublimes, comme les appelle M. de Lamartine, possédaient non seulement la science de la partie mathématique, mais ils avaient encore l'initiative, la verve, et nous le croyons, une allure indépendante; ils traduisaient leurs méditations par des chefs-d'œuvre, ils étudiaient le passé pour marcher avec assurance vers l'avenir, mais non pour rétrograder, mais non pour exécuter des copies ou des pastiches. Presque tous avaient puisé les principes de l'art dans la cellule du moine, là ils avaient appris à méditer avec ce calme et cette confiance d'où naissent l'énergie et la foi en soi-même. N'ayant point le doute qui empêche d'oser et la coterie qui arrête l'essor, ils créaient, ils étaient eux-mêmes; leur génie avait assez de dignité pour ne pas se ployer jusqu'à la fantaisie burlesque d'un bourgeois naïvement orgueilleux; l'architecture n'était point réduite à cet état de certains vieillards qui trouvent impossible et mauvais tout ce qu'ils n'ont point vu du vivant de leur intelligence.

A peine la révolution du dernier siècle avait-elle éclaté, qu'un arrêt supprimait le collége de la Sainte-Chapelle, et un décret la privait de ses biens, droits et priviléges; un commissaire du gouvernement vint s'emparer des châsses et des reliquaires pour en retirer l'or et les pierres précieuses dont ils étaient ornés; dans ces mêmes temps, elle servit successivement de club et de magasin à farines; plus tard, quand la tourmente fut passée, on y déposa les archives du

Palais. On fut obligé, pour placer les casiers, d'enlever environ trois mètres des verrières, et ce fut une
des plus déplorables mutilations que le monument
dut subir.

Pour apprécier à sa juste valeur le mérite
des architectes chargés de la restauration;
il est bon de connaitre l'état de décré-
pitude dans lequel ils ont trouvé la Sainte-
Chapelle; mutilée au dedans et au dehors,
les peintures dégradées ou ensevelies sous la
détrempe, les sculptures brisées; ajoutons qu'elle
était privée de sa flèche; les gables, les pinacles,
les balustrades et les clochetons étaient ou détruits
ou en ruines, et les parties plus importantes qui
constituent le soutien, étaient tellement ébranlées
que la démolition fut mise en question. La restauration longtemps débattue, fut enfin décidée en 1837,
et primitivement confiée à M. Duban, à qui l'on
donna pour adjoints MM. Lassus et Viollet-le-Duc;
après l'exécution des travaux les plus pressants,
M. Lassus fut seul chargé de mener l'œuvre à sa fin,
et il ne fallait pas moins que l'expérience et le
talent de ce grand artiste, pour rendre sa splendeur
passée au chef-d'œuvre de Pierre-de-Montereau.

Dans le principe, la Sainte-Chapelle était
entourée d'un vaste espace d'où elle pouvait
être vue dans son ensemble; aujourd'hui,
au contraire, une galerie assombrit et masque son
côté nord; à l'est et à l'ouest, de lourdes constructions entretiennent une humidité qui ruine les
peintures; elle n'a un peu d'air au midi et on
ne peut la voir que de cette trop petite cour où la
vue, forcée par le manque d'espace, ne peut juger
des proportions; toutes ces bâtisses hétéroclites et

massives qui l'étreignent et l'encombrent, affligent beaucoup les hommes de goût et de sens; il est vraiment regrettable que pendant que l'on isole tous les édifices publics, on ôte l'air et la lumière à l'un des plus précieux et des plus importants. La Sainte-Chapelle est orientée comme toutes les églises du moyen-âge, l'abside est tournée vers l'orient; cette orientation n'est pas cependant un usage du moyen-âge, mais date de l'époque à laquelle le prêtre cessa de se placer derrière l'autel et tourna le dos aux assistants : Pierre-de-Montereau avait annexé à l'abside du côté nord un édifice à triple étage dont les deux premiers de plein pied avec les deux chapelles, servaient de sacristies et de trésor; le dernier étage renfermait le trésor des chartes et la bibliothèque de saint Louis; on y montait par un escalier à vis. Cette annexe fut supprimée en 1776.

Comme aspect, il est difficile de rencontrer un monument dont la partie soit plus en harmonie avec le tout; tout, en effet, est sagement combiné, rien ne surprend, mais tout charme; rien de disparate ne chagrine l'œil, et à part quelques retouches plus modernes, nécessitées par l'entretien, on croirait que la Sainte-Chapelle est nouvellement sortie des mains du maître. La disposition est la même que du temps de saint Louis. La superposition des deux chapelles n'a rien d'étonnant, puisque c'était un usage du temps et assez répandu, nous en avons encore plusieurs exemples; et nous avons même vu des églises de plus grandes dimensions, possédant une crypte au-dessous des deux étages. Ces cryptes servaient autrefois de chapelles funéraires seigneuriales, ou renfermaient les tombes des dignitaires des abbayes; on y célébrait aussi certaines cérémonies liturgiques.

e plan (voir les plans et la vue), très simple et en même temps fort élégant, a la forme d'un parallélogramme allongé, terminé par l'hémicycle qui forme l'abside. Deux porches donnent accès aux deux chapelles, les voûtes sont décorées de nervures; chacun de ces deux porches est de plein pied avec la chapelle qui lui correspond, est ouvert par de grands arcs, et est surmonté d'une balustrade trilobée. Immédiatement audessus, on voit la grande fenêtre ou rose qui fut rétablie vers le milieu du xvᵉ siècle; le dessin en est beau, mais il lui manque la simplicité qui l'harmoniserait mieux avec le monument; elle est surmontée d'une balustrade de la même époque, cette balustrade est découpée à jour, chaque compartiment est formé d'une fleur de lis, et le milieu supporte les armes et le chiffre du roi de France. Dans le même temps, on changea la décoration des clochetons des deux contreforts qui accompagnent la façade, des deux grands clochetons qui surmontent les deux escaliers de service, et portent la couronne de France sous la couronne d'épines; d'autres parties subirent aussi des modifications, ce sont : les gables et des verrières, les rampants du grand pignon, le sommet des contreforts; mais on vient de rendre leur caractère originel à ces dernières parties. Les deux escaliers qui se trouvent à droite et à gauche de la façade, prennent à leur partie supérieure une forme régulière et polygonale; c'est sur cette partie que reposent les deux grands clochetons dont nous venons de parler; le bas se termine par un contrefort peu saillant, qui monte jusqu'à la hauteur de la dernière balustrade du porche et se termine par un pinacle en application dont le tympan est orné d'un trèfle à trois lobes; ce trèfle est répété dans tous les tympans des gables qui surmontent les fenêtres. Ces escaliers sont éclairés par des jours étroits, élargis en meurtrières à l'intérieur.

Sur les côtés et à l'abside, les murs ne montent que jusqu'au niveau des fenêtres de la chapelle haute. Des contreforts montent jusqu'à la balustrade percée de trèfles et d'ogives qui entoure la toiture; chaque contrefort est surmonté d'un clocheton fleuronné, orné de crochets et flanqué de deux gargouilles à tête d'animaux. Il y a en tout quinze travées, l'abside seule en a sept; les verrières de la chapelle haute occupent toute la largeur comprise entre les contreforts, elles sont divisées en quatre compartiments excepté celles de l'abside qui n'ont que deux divisions, les fenêtres étant beaucoup plus étroites; les armatures en fer qui retiennent les plombs, sont d'un très beau dessin, le haut est décoré d'ogives et de trèfles à quatre et six lobes, et protégé par un gable très saillant, à rampants décorés et au sommet fleuronné, comme nous l'avons dit plus haut, le dessous du gable est orné d'un trèfle.

Trois larmiers entourent l'édifice, le premier, placé immédiatement audessous des fenêtres de la chapelle haute, est privé d'ornements, et le dessous n'est pas accompagné des tores et des scoties que l'on voyait encore en usage au commencement du XIIIe siècle; le second se trouve audessus des baies ou fenêtres de la chapelle basse, il est disposé en corniche; le dessous est orné de feuilles entablées, disposées sur deux rangs, l'extrémité des feuilles supérieures forme des crochets, et le rang inférieur repose sur un cordon; le troisième, qui est analogue au premier, et qui n'en diffère que par une moindre largeur, se voit sous les fenêtres de la

chapelle basse. A la quatrième travée au midi, une
petite construction qui occupe tout l'espace compris
entre deux contreforts et qui fait quelque peu saillie,
fut élevée par Louis XI, qui craignait d'exposer sa
personne dans le banc trop en évidence sur lequel
ses aïeux s'étaient assis ; par une petite ouverture
biaise et grillée , il pouvait voir le célébrant, et ce
réduit lui permettait d'assurer le salut de son âme sans
compromettre celui du corps du moult redouté
Seigneur.

Des fenêtres triangulaires éclairent la chapelle basse ; la base est rectiligne, tandis que
l'arc brisé constitue les deux autres côtés ; la
largeur est donnée par la dimension des travées, et la hauteur est commandée par l'intérieur
comme on le verra plus tard. On construisit successivement deux escaliers qui conduisaient à la
Sainte-Chapelle ; le premier fut élevé par les
ordres de Louis XII, il était couvert d'une voûte et
surmonté d'un comble. Il fut en partie détruit par
l'incendie de 1630, et fut remplacé par un autre
degré, qui disparut également ; dans les gravures du
temps, on voit l'aspect de cet escalier dont le défaut
n'est pas, certes, une privation. Aujourd'hui, comme
du temps de saint Louis, on arrive à la Sainte-
Chapelle, par les galeries du Palais de Justice de
plain-pied avec la chapelle haute, ou par les escaliers
de service dont nous avons déjà parlé. On voit
encore du côté de l'édifice qui n'est pas masqué, un
petit jour percé à la troisième travée au midi, et qui
correspond intérieurement au banc de la reine ; la
même ouverture, correspondant au banc du roi, est
également figurée à l'intérieur , mais la galerie qui
longe et obscurcit le côté nord , empêche de l'aper-
cevoir du dehors. Cette baie est ornée et close par un

verre décoré de roses et d'ornements d'une grande finesse d'exécution. Nous ignorons dans quel but ces ouvertures furent ménagées.

P rivée de sa flèche, la Sainte-Chapelle était un monument incomplet, et celle que vient de nous donner M. Lassus, est le digne couronnement de l'œuvre; on ne peut en effet, rien imaginer de plus fin et de plus gracieux; les plus indifférents applaudissent, et pour notre propre compte, nous ne savons lequel nous devons le plus admirer, de l'œuvre ou du talent du maître. Sans nul doute, une première flè-che avait été élevée, lors de la construction de l'édifice, du temps de saint Louis; mais l'érection de ce premier clocher est contestée, et ceux qui nient qu'il ait existé, s'appuient sur ce qu'on ne rencontre aucune estampe qui le représente, aucun ouvrage qui en fasse mention. Cette absence de renseignements posi-tifs est toute naturelle. La seconde flèche date de la fin du xive siècle, et les premières gravures parurent seule-ment à la fin du xve; Marso Finiguerra ne découvrit cet art que vers 1480, et les premiers qui le suivirent, tels que du Carpi, Montagna, Martin d'Anvers et Albert-Dure, ne produisirent qu'au commencement du xvie siècle; ces artistes n'étaient pas Français; à cette époque, la renaissance les occupait déjà, et le mot gothique commençait à devenir dans le langage artistique un synonyme de barbare. Il n'est donc pas étonnant que nos premiers graveurs français n'aient pas songé à reproduire cette première flèche, qui était remplacée depuis plus d'un siècle. Si les textes n'en parlent pas, c'est parce que l'archéologie date d'hier. Les premiers auteurs, qui ont écrit sur la Sainte-Chapelle, n'en ont pas donné de descriptions détaillées; ils prenaient ce qu'ils voyaient, en par-

laient sommairement, sans distinction d'époques,
ni de style, et quand ils parlaient de la flèche,
c'était à peu près en ces termes : elle possède un
clocher très élégant, quoique gothique. Jean Mortis
eût été architecte ou archéologue, qu'il n'eût pas
manqué de faire mention de ce premier clocher,
et Dubreuil, qui a transcrit ses mémoires nous le
dirait; les écrivains qui se sont occupés du même
édifice, soit dans des descriptions de Paris, soit dans
des monographies, n'en ont pas parlé d'avantage; il
est vrai que les derniers ont copié les premiers,
l'histoire s'écrit ainsi. Nous avons consulté Rouillard,
Archon, Sauval, Hurtaut, Félibien, Bougois, Germain Brice, Lebœuf, Morand, etc.; de tous ces
hommes qui ont traité le même sujet, aucun n'a
soulevé la moindre question archéologique, leurs
renseignements sont précieux comme faits, et comme
dates, mais n'envisageant que les priviléges, les revenus et l'histoire du collège; le monument n'était
pour eux que l'accessoire, le prétexte pour ainsi dire. A
défaut de renseignements, nous nous trouvons en
face de la présomption et des usages du temps : or,
à cette époque, on n'élevait aucune Église sans la
surmonter d'un clocher; l'insuffisances de ressources
était le seul obstacle qui pût en empêcher l'exécution,
et les conditions exceptionnelles dans lesquelles la
Sainte-Chapelle fut construite, ne nous laissent guère
de doute à ce sujet.

Charles VI, par une ordonnance de 1383, fit
élever une seconde flèche, qui passait pour
une merveille; nous en avons vu la reproduction dans des gravures. Ce second clocher fut
détruit en 1630, par un incendie causé par l'im-
prudence des plombiers qui réparaient le toit. Un
troisième clocher peu élégant, dont nous avons vu

aussi des gravures, fut posé sur la Sainte-Chapelle,
sous le règne de Louis XIII; il fut démoli en 1791
parce qu'il penchait. Le quatrième que vient d'é-
lever M. Lassus, est du style de celui de Charles VI
(voir la vue et la coupe longitudinale); le clocher
peut se diviser en quatre parties; la première, et la
la plus basse, qui sort du comble, est pleine et ornée
de figures, au-dessus se trouve une partie ouverte
par des arcs, les vides doivent être remplis par des
statues, l'étage immédiatement au-dessus est composé
d'arcs géminés à gables surmontés de fleurons. L'ai-
guille à arêtes décorées de crochets, se termine par
une croix, et des anges sont adossés contre la base.
La figure des statues, ainsi que les mascarons du
pied de la croix, sont les portraits des artistes qui ont
concouru à la restauration de l'édifice. Toutes
les parties saillantes de la flèche sont rehaussées
d'or.

Sur le sommet du toit, règne une galerie qui
en occupe toute la longueur; cette galerie
est une répétition de la balustrade, qui est
au-dessus de la rose de la façade ; les compartiments se composent de fleurs de lis, le haut
est orné de fleurons. Tous les détails de l'ornementation du toit sont dorés dans le même esprit
que les saillies de la flèche. Sur la croupe de
l'abside, un ange de grande dimension et tenant une
croix, tourne sans cesse au moyen d'un mécanisme.
Nous nous étendons peu sur la description de la
flèche et du toit, parce que, d'abord, les planches feront
mieux comprendre que nous ne pourrions le faire,
l'ensemble et le détail, ensuite ces parties étant
modernes, ont moins de droit à notre sollicitude,
quoique la création de M. Lassus ne le cède en rien
au reste de l'édifice.

Toutes les sculptures qui, avant la révolution, décoraient l'extérieur de la Sainte-Chapelle, ayant été ou détruites ou perdues, cette partie de l'édifice va elle-même être rétablie, à l'aide de gravures anciennes et des débris échappés au vandalisme. Nous sommes donc assurés de voir, et à la même place qu'occupaient les anciennes, ces nouvelles sculptures qui sont en voie d'exécution. Il suffit de nous reporter à l'état de la Sainte-Chapelle, à la fin du dernier siècle, pour avoir une idée exacte des sujets et de leur arrangement. On remarquait au trumeau de la chapelle basse la statue de la Vierge; cette statue penchait la tête, ce qui donna à dire qu'elle avait approuvé d'un mouvement de tête le fameux moine Jean Duns-Scot, surnommé le docteur subtil, qui soutenait, à la fin du XIIIᵉ siècle, la vérité de l'immaculée Conception. Quoi qu'il en soit, cette ancienne croyance populaire serait une preuve que les sculptures extérieures étaient du XIIIᵉ siècle. La mort de la Vierge, était sculptée en bas-relief, dans le tympan de la porte de la chapelle basse.

Nous lisons dans le *Dictionnaire historique de la Ville de Paris*, publié en 1779, la description de la porte de la chapelle haute : « au haut du portail, est représenté, suivant la » coutume des XIIᵉ et XIIIᵉ siècles, le jugement der- » nier. Au pilier qui sépare les deux battants de » la porte, est une statue de Jésus-Christ, bénissant » de la main droite et tenant un globe de la gauche; » presque la même que celle de la cathédrale, » excepté que celle-ci tient un livre. Les prophètes » sont sculptés dans le support, comme à Notre- » Dame. On y voit de côtés et d'autres, des hiérogly- » phes (coutume du temps), et fragments de l'Histoire

» Sainte, comme celle de Jonas. Dans le bas, on
» voit la fleur de lys, entremêlée avec les armes de
» Castille, à cause de la mère du fondateur. » Les
hiéroglyphes dont il est ici question, sont sans doute
les rinceaux et les roses, sculptés entre les fûts des
colonnes.

ujourd'hui, la chapelle basse (voir le plan
et les coupes), est encombrée de débris des
anciennes décorations, et une partie sert
d'atelier de sculpture. La restauration de
son ornementation n'étant pas encore commencée,
nous n'en donnerons qu'une description sommaire.
La hauteur de cette chapelle était commandée par
le niveau des appartements du palais, avec lequel
la chapelle haute devait être de plain-pied; pour
obtenir les meilleures conditions de solidité et de
lignes, la voûte médiane repose sur des colonnes
monostyles qui se trouvent en avant des murs; la
poussée est maintenue par des arcs-boutants à jour,
adossés contre les parties des murs qui correspondent
aux contreforts; quoique ces arcs-boutants n'existent
que par une nécessité de construction, ils sont loin
d'être nuisibles à l'effet, et ils semblent plutôt une décoration dont le seul but est l'agréable. Une arcature
d'un style sévère et élégant, décore les murs dans tout
le pourtour, et s'élève jusqu'au niveau de l'appui.
Les fenêtres dont nous avons déjà parlé, reposent
sur cet appui, et montent jusqu'aux formerets des
voûtes; les compartiments se composent de trèfles,
que la destruction des vitraux laisse vides. On
remarque encore de nombreux vestiges de décoration, tels que les petits bas-reliefs des apôtres, des
gaufrures et des médaillons de verre; l'abside était
complétement recouverte de peinture, et l'on peut
encore voir aujourd'hui une Annonciation, que l'on

dit être du xiii° siècle. Le reste de l'ornementation
était plus moderne et du temps de François I°,
Henri II et Louis XIII

Dans l'histoire de la Sainte-Chapelle par
Morand, on trouve les renseignements qui
suivent, et qui peuvent donner une idée
de l'arrangement intérieur de la chapelle basse :
« Les grandes eaux étant entrées, pendant l'hiver
» de 1690, dans la basse Sainte-Chapelle, et en ayant
» bouleversé toutes les tombes, on travailla cette
» année à les rétablir et à embellir l'église. On ôta
» les cloisons de bois du chœur, on défit les six cha-
» pelles de la nef, on en supprima deux pour élargir
» le chœur, et on adossa contre le mur les quatre
» autels des chapelles restantes. On ôta les anciennes
» vitres, et les compartiments de pierre qui mas-
» quaient le jour, et on y mit des vitres de verre
» blanc. On fit un caveau sous l'arcade la plus proche
» du maître autel, aux dépens du trésorier et des
» chanoines, pour leur sépulture. On fit percer de
» la largeur d'une arcade, le mur qui séparait le chœur
» d'avec la chapelle du cimetière, et on établit des
» bancs hauts et bas pour le collége, quand il officiait
» dans la basse Sainte-Chapelle. »

Il serait curieux de voir, à présent, la disposition de l'intérieur de cette chapelle avant
la révolution, avec ses autels et ses stalles, la
grille du chœur et ces milles détails accessoires,
qui sont pour ainsi dire la vie d'un édifice, qui en
indiquent l'entretien journalier et presque l'habi-
tation. Aujourd'hui tout est dégradé, mutilé, décré-
pit ; le dallage qui consiste en pierres tombales,
est recouvert d'un plancher qui doit le protéger pendant toute la durée des travaux ; des figures de tréso-

riers et de chanoines, sont gravées en creux sur ces
pierres, parmi lesquelles on distingue la sépulture de
Jean Mortis, l'historien de la Sainte-Chapelle. Le tombeau qui frappait le plus d'étonnement ceux qui
visitaient cet édifice pendant le xviiᵉ siècle, était celui
de Nicolas Boileau ; ce sont les mêmes chanoines
qu'il avait ridiculisés dans son poëme du Lutrin, qui
lui donnèrent la sépulture dans leur église en 1711.
Il est probable qu'il dut beaucoup son pardon et cet
honneur au crédit de son frère, Jacques Boileau,
chanoine de la Sainte-Chapelle, docteur de la maison
de Sorbonne, et auteur de plusieurs ouvrages d'éru-
dition. On voit, quand on parcourt la chapelle basse,
que la dévastation s'y est arrêtée pour exercer le
ravage. Des fenêtres sans verrières, des murailles
recouvertes de peintures, dont il ne reste que le ves-
tige nécessaire à l'entretien du souvenir, quelques
tronçons épars de sculptures, et un bâton cantoral
gravé sur une pierre tombale, voilà à peu près ce
qui nous reste de la splendeur de cette fameuse
chapelle ; cette vue glace et attriste, on a hâte de
gravir l'escalier qui conduit à l'étage supérieur.

Nous n'entreprendrons pas de rendre compte
de l'impression que produit la vue de la
chapelle haute ; cette impression ne peut être
comprise que de ceux qui ont contemplé le sublime
imprévu. Il faut se recueillir, pour se détacher du
tout qui absorbe, et qui ne laisse arriver aucun détail
à l'œil ébahi ; rien de cru comme ton, ne vient
distraire le regard, et la lumière tamisée par les
vitreaux possède de tels reflets, que l'or lui-même
prend une couleur. Rien ne saurait rendre le sentiment d'admiration et de recueillement qu'inspirent
ces flots de lumière pourpre et azur, ces murailles
et ces faisceaux de colonnes entièrement recouverts

d'or et de peintures; tout concourt à préciser ces paroles de Saint-Jean, que nous avons prises pour épigraphe : « Cette muraille était bâtie de pierres de jaspe; et la ville était d'un or pur, semblable à du verre très clair, et les fondements de la muraille de la ville étaient ornés de toutes sortes de pierres précieuses. Le premier fondement était de jaspe, le second de saphir, le troisième de calcédoine, le quatrième d'émeraude, etc. »

Complétement restaurée, à l'exception du dallage, la chapelle haute est maintenant ce qu'elle était du temps de saint Louis. M. Lassus s'est aidé des fragments de l'ancienne décoration; une notable quantité d'ornements qui subsistaient encore, lui ont donné une gamme qu'il a respectée, de telle sorte, que l'ornementation qui est toute nouvelle par le fait, est ancienne par le principe, et sans la finesse du goût qui a présidé à l'arrangement, nous dirions, qu'à l'inverse de l'exécution de la flèche, qui fut pour l'architecte un travail essentiellement artistique, la restauration intérieure fut une affaire toute de science et d'abnégation.

Tout d'abord, ce qui frappe le plus, c'est l'immense étendue qu'occupent les verrières, relativement aux proportions de l'édifice; les fenêtres, qui montent jusque sous les formerets de la voûte, sont séparées seulement par les trumeaux que forment les faisceaux de colonnes. L'église paraîtrait avoir peu de solidité, si le ton vigoureux des vitraux ne venait donner une consistance factice; et Pierre de Montereau, nous en sommes convaincus, avait prévu cet effet. Comme nous l'avons dit déjà, les fenêtres sont divisées en quatre compartiments, deux grandes ogives géminées renferment deux ogives également géminées. Les tores de l'archivolte se terminent par la saillie, qui distingue la moulure au XIVe siècle, et qui se voit très rarement au XIIIe; les trèfles ou roses * qui se trouvent au-dessus des arcs des fenêtres, sont ornés de verrières.

Si nous voulons estimer la valeur des vitraux au point de vue de la fabrication, il nous faut tout d'abord essayer de détruire certains préjugés, fortement enracinés jusque chez les hommes les plus sérieux. On croit généralement que la science du peintre verrier est perdue, et que les artistes des siècles de foi ont emporté avec eux de prétendus secrets sans lesquels il n'est plus de verrières possibles. On regrette la transparence d'autrefois; le verre, dit-on, étant plus dur et moins fusible, pouvait supporter la fusion de tous émaux, etc. Nous entendons tous les jours soutenir cent autres erreurs que l'œil le moins exercé, le plus grossier bon sens et le creuset peuvent facilement reconnaître. Autrefois, comme aujourd'hui, on

*Il paraîtra barbare à beaucoup, que nous accordions quatre et six lobes au trèfle, dont le nom seul *trifolium*, signifie expressément trois feuilles ou lobes; mais nous avons entendu si souvent désigner par trèfles, tous ces ornements à compartiments, qu'ils soient quatre feuilles, ou trèfles, ou roses, que nous avons voulu, nous adressant à tous, nous exprimer le plus clairement possible. Nous aimons mieux aussi, tomber dans le laisser-aller, que de parler cette technologie sèche, aride, souvent inintelligible, qui fatigue et qui éloigne, et dont on abuse tant aujourd'hui. Si nous étions scrupuleux, et si nous nous piquions d'être néologues sensitifs, nous demanderions une nomenclature sage, fixe, raisonnée et sobre, comme en possèdent toutes les autres sciences. Aujourd'hui, nous n'avons guère de mots rationnels, que ceux que nous a laissés Vitruve, et encore ne les applique-t-on pas toujours à propos. Par mots rationnels, nous entendons des mots qui expriment par eux-mêmes l'objet qu'ils désignent, ainsi par exemple : épistyle, (ἐπὶ, στυλος) l'*épistylium* de Vitruve désigne parfaitement la partie de l'édifice dont il est le nom et la signification même; tandis que poitrail, architrave (ἀρχη, *trabs*) et sablière, qui servent à désigner la même partie, n'indiquent que peu ou

fabriquait du verre plus ou moins dur et plus ou moins fusible. Nos verriers modernes obtiennent une transparence inconnue au moyen-âge, et emploient des émaux plus fusibles. Les ressources et les moyens de fabrication sont aujourd'hui incontestablement plus étendus, plus simples, et en tous points préférables à la fabrication ancienne ; et si les verrières du moyen-âge sont préférables à celles que nous produisons, il faut en chercher la cause ailleurs.

Quoique nous connaissions aujourd'hui un plus grand nombre de couleurs vitrifiables, nos verrières sont loin de posséder les qualités de couleur que l'on admire dans les anciens vitraux ; par qualités de couleur, il est bien entendu que nous voulons parler de l'art du coloriste ; à cette supériorité, nous devons assigner deux causes : d'abord la science du rapprochement des couleurs, ensuite le grand parti pris décoratif, les fonds dont les couleurs étincelantes dominent, font valoir la silhouette concurremment avec les modelés fermes, larges et sobres ; dans la verrière ancienne, tout concourt à l'harmonie et à la richesse du ton général, et les artistes donnent la preuve de cette recherche et de la convention la plus libre ; ainsi l'on

point. Le mot abside se comprend aussi de lui-même, la lettre latine, il est vrai (absis ou apsis), ne désigne que des parties rondes et voûtées, et il y a des absides polygonales, mais l'esprit du grec ἀψὶς et ἄπτειν, vient enlever l'exclusion et emporte avec soi l'idée d'attache, d'annexe et de complément pour ainsi dire. Comment appeler ces immenses ouvertures qui donnent de la lumière à la Sainte-Chapelle ? Vitraux, verrières, baies ou fenêtres ? Vitraux, verrières, ce serait désigner le tout par la partie, le vide par le plein. On entend par baies ce qui est petit, en sous-entendant un autre mot, comme baie pour petit fruit, petit golfe et petite ouverture. Fenêtre, c'est l'ouverture munie d'un châssis, et garnie de vitres, qui donne l'air et la lumière au chez-soi. Nous avons des noms appropriés aux différentes ouvertures, comme soupirail, meurtrière, lucarne, œil-de-bœuf, etc.. C'est en analysant ainsi la nomenclature actuelle, que nous avons été conduits à ne nous en servir qu'à notre aise, sans trop savoir si nous faisions mieux ou pis.

voit souvent des chevaux bleus, des arbres rouges, etc. Nous irons même plus loin, et nous dirons que les imperfections de l'ancienne fabrication donnent aux vitraux un charme particulier, les rouges striés, les compartiments gondolés, l'œil du verre, le sable qui s'est attaché pendant le dressage, font scintiller et font valoir les parties pures et les plus transparentes, et ajoutent à ces grandes pages ce brillant désordre qui naît d'une palette un peu vagabonde.

Pour conclure, nous envisagerons deux Eglises, dont l'une éclairée par des vitraux anciens, et l'autre décorée de verrières modernes; dans la première, les fenêtres sont le complément indispensable de la décoration, la lumière est vivement colorée; dans la seconde, au contraire, la lumière est à peine teintée par des reflets pâles, discordants et ennuyeux. Nos peintres modernes, trop occupés de la forme, de la manière du tableau, en un mot, du trompe l'œil, exécutent des dessins infiniment plus corrects et plus savants que ce que nous voyons généralement dans les vitraux anciens, mais ne considérant qu'un art là où il y a deux arts distincts, ils n'osent pas s'affranchir des règles tracées par la nature, ni se jeter dans la convention indispensable au parti décoratif; de là ces vitraux froids, blafards et monotones qui désolent nos Églises modernes.

A la Sainte-Chapelle le ton des verrières est solide, les couleurs sont combinées et distribuées avec un art ou plutôt une science admirable, tous les sujets qui y sont représentés sont tirés de l'Ancien et du Nouveau-Testament. Le dessin des ornements est franc et correct, mais celui des figures est craintif et inhabile, il a besoin de toute son originalité, de la grande variété et de tout l'éclat des couleurs, pour être passable. Nous devons attribuer cette imperfection du dessin des figures, d'abord à l'empressement avec lequel la Sainte-Chapelle fut construite, ensuite à l'incapacité des artistes chargés de leur exécution ; nous avons vu des vitraux du même temps, dont le dessin est non seulement irréprochable, mais dont la composition et l'arrangement sont d'un style capable d'émerveiller les plus froids ; pour ne citer qu'un exemple, mais le plus frappant, nous parlerons de ces verrières de la cathédrale de Chartres, représentant les prophètes portant les évangélistes. Ces grandes et sévères figures, sont traitées avec une puissance, une énergie et une hauteur de style, dont rien n'approcherait, n'était le Moïse de Michel-Ange ; on ne peut rien rêver deplus majestueux, c'est le dernier mot du sublime. On voit qu'à cette époque, il y avait comme dans tous les temps, des hommes de génie et des talents médiocres, malheureusement les premiers étaient fort rares ; les miniatures, les sculptures et les peintures de cette époque que l'on trouve encore aujourd'hui, sont en général d'un dessin naïf et souvent même grotesque.

La rose qui décore la façade est d'un tout autre genre, d'une époque plus rapprochée, fin du xve siècle ; le peintre verrier avait déjà perdu une partie de la science de son art. On trouve des qualités nouvelles, la forme est plus correcte, le modelé plus étudié, les teintes du modelé sont variées; mais ces qualités ne sont pas celles qu'exige la décoration monumentale, toute cette finesse du détail n'apporte à l'ensemble que de la froideur, de l'indécision ; ce ne sont plus les belles masses simples, mais vigoureuses et hardies des siècles précédents. Vus de près, les sujets qui remplissent les meneaux réunissent les qualités que l'on peut exiger dans un tableau, mais de loin et à la place qu'ils occupent, la plus grande partie du travail est perdue. Tous les sujets qui remplissent les meneaux sont tirés de l'Apocalypse.

La restauration des verrières fut confiée à M. Lusson qui a prouvé qu'il n'était pas impossible d'imiter les vitraux du moyen-âge. Cette restauration est si intelligente et surtout si exacte, qu'il est impossible de distinguer les nouveaux compartiments des anciens. Une fenêtre est entièrement moderne et pas un de ces amateurs qui déplorent l'impuissance de la fabrication moderne ne s'en est aperçu. M. Lusson a ainsi détruit par le fait mieux qu'on ne pourrait le faire par toutes critiques possibles, ces préjugés sur les prétendus secrets fameux et perdus de la fabrication ancienne.

Comme à la chapelle basse, une arcature décore les murs de la chapelle haute; mais elle est d'un autre genre, là ce sont deux ogives trilobées et doubles, contenues dans un arc qui monte jusqu'à l'appui. Les chapiteaux feuillagés sont tous différents. Dans les quatre-feuilles on voit des peintures représentant des martyres; les parties triangulaires, entre les quatre-feuilles et les arcs, sont décorées par des verres teints dans la masse en bleu foncé, doublés d'une feuille d'argent et rehaussés à l'extérieur, d'ornements en or. A partir des chapiteaux, la partie de la muraille comprise dans les arcs trilobés, est parsemée de fleurs de lis d'or sur fond bleu, c'est une répétition de la décoration de la voûte, à l'exception qu'à la voûte ce sont des étoiles. Une peinture d'un aspect sévère et qui simule une draperie, couvre toute la muraille entre les colonnes.

Toutes les peintures qui décorent la chapelle haute
sont dues au talent de M. Vivet; si les auteurs anciens
ont dit que Pierre de Montereau a été singulièrement
secondé par les artistes de son temps, il est également
opportun de rendre justice aux artistes qui ont si
admirablement secondé M. Lassus en interprétant
avec intelligence les dessins et la pensée du maître;
M. Vivet s'est montré à la hauteur de sa tâche dans
la large part qui lui a été attribuée dans la restauration de l'édifice.

Entre les grands arcs de l'arcature et l'appui,
on voit des anges soutenus par des nuages;
le dessin manque non seulement de pureté,
mais d'exactitude; la manière et l'arrangement sont naïfs; ces sculptures, qui sont de l'époque de la fondation de l'église, sont préférables au
dessin des verrières, mais sans grande valeur artistique; elles ont besoin de la poussière des siècles
pour nous intéresser, et du prestige de la couleur
pour être agréables à l'œil. Au-dessous de l'arcature,
un banc de pierre faisant partie de l'édifice, en fait
tout le tour; ce banc, que l'on rencontre dans
presque toutes les églises du moyen-âge, était destiné aux infirmes et aux vieillards, qui ne pouvaient assister debout aux offices.

Sur les plans, on voit des deux côtés, à la
troisième travée, que la muraille fait saillie
à l'extérieur; c'est dans cette grande épais-
seur que l'on a pris les bancs du roi et de
la reine: celui du roi est orné de fleurs de lis,
et celui de la reine des tours de Castille; des cré-
dences et une piscine, sont également prises sur
les murs à gauche et à droite du Jubé. A la cinquième travée au nord, se trouve la porte qui com-

muniquait à la sacristie et au trésor des chartes ;
il ne reste plus que le couloir, qui forme aujour-
d'hui un réduit. A la quatrième travée, au midi,
on voit la porte qui donne accès à l'oratoire de
Louis XI, ainsi que l'ouverture grillée dont nous
avons parlé.

Il ne reste plus rien de l'autel qui a été
détruit ; il était placé en avant du Jubé
selon la coutume du temps. La forme et la
décoration qui en étaient très simples, consis-
taient en une table supportée par six petites
colonnes ; derrière l'autel sous la grande châsse,
on voyait le modèle de l'édifice fait en vermeil,
d'un mètre cinquante centimètres environ de
hauteur ; cet édicule avait été exécuté en 1630, par
l'orfèvre Pizard, et coûta treize mille soixante livres.
On y conservait des reliques de saints et la discipline
de saint-Louis. Derrière et dans le fond, on apercevait
un petit autel. Au-dessus du maître-autel, l'Eucharistie
était suspendue dans un vase au moyen d'une crosse,
fixée dans la plate-forme du Jubé : c'était un usage
de l'église latine et de l'église grecque, primitivement
on conservait les hosties consacrées, ainsi suspen-
dues, soit dans un coffret, soit dans une colombe,
c'est ce qui donna le nom de *ciborium* à ces arches ou
baldaquins, qui se trouvaient derrière les autels. Le
chevet est élevé de deux marches. (Voir le plan pour
la disposition).

A la Sainte-Chapelle, le Jubé n'avait pas la destination ordinaire, il n'était que le *ciborium*,
et était construit de façon à contenir la
grande châsse. Quoique le plan soit presque
quadrangulaire, la voûte est circulaire, l'arcade
médiane richement décorée est ornée d'anges, deux

sont sculptés dans les coins sous la plate-forme, et les
autres qui portent les instruments de la Passion, sont
soutenus par des nuages autour et dessous l'archivolte. Le caractère de ces figures est d'une piété admirable, le dessin ne laisse rien à désirer. Toute cette
partie est du xiv⁴ siècle, ainsi que l'arcature qui occupe
toute la largeur du Jubé, et qui vient s'appuyer
contre l'arcade principale qu'elle maintient. Deux
escaliers conduisent à la plate-forme, l'un est du
temps de saint-Louis, l'autre vient d'être entièrement
rétabli sur le modèle de l'ancien; tous deux sont
remarquables par l'élégance et la légèreté.

C'est sur la plate-forme que la grande châsse
était placée; celle que l'on voit aujourd'hui
est une fidèle imitation de l'ancienne (voir
la coupe transversale), elle est surmontée d'un édicule richement décoré et orné de pinacles. La
châsse était fermée autrefois par dix serrures différentes; six fermaient la porte extérieure, et quatre
un treillis intérieur. Les saintes Reliques y étaient
conservées dans des tableaux et des vases de cristal
garnis d'or. La décoration de la châsse et du Jubé est
plus recherchée que l'ornementation des autres
parties de l'édifice; on y remarque des gaufrures,
des applications de verres colorés, et des imitations
de pierres fines. Les deux voûtes sont fond bleu
étoilé d'or. Toutes les recherches pour découvrir le
chef de saint Louis ont été infructueuses; le reli-
quaire était en argent doré; le buste de saint Louis,
qui était de grandeur naturelle, était porté par
quatre anges; sur le socle, on avait représenté vingt-
huit figures royales, quatre lions supportaient les
angles du socle. En 1843, on découvrit, sous une dalle
de l'abside, une boîte en étain, dans laquelle se trouvait un cœur humain, on se livra à des recherches

historiques qui n'aboutirent point ; l'administration fit replacer cette boîte sous la dalle même où elle avait été découverte. Plusieurs savants ont essayé de prouver que ce cœur est celui de saint Louis. Comme nous l'avons dit déjà, il ne manque plus à la chapelle haute que le dallage qui doit compléter sa restauration. Nous croyons savoir de bonne source que cette partie de la décoration sera confiée à M. Devers, le Palissy moderne.

Les statues des Apôtres adossées contre les colonnes , sont soutenues par des culots feuillagés, et surmontées chacune d'un couvre-chef. On s'est plû à prodiguer à ces statues des louanges exagérées : elles ne possèdent ni qualités brillantes, ni défauts criards ; relativement au temps où elles furent exécutées, ce sont de beaux morceaux de sculpture. On n'y voit pas cette majesté, cette noblesse qui caractérise les statues du xii⁰ siècle et du commencement du xiii⁰ : elles sont de cette école toute française, qui ne sortit de l'enfance que vers le milieu du xiv⁰ siècle ; la tradition byzantine est tout à fait perdue. La statuaire, comme la peinture, était arrivée à un moment de transition, elle dépouillait les vieux souvenirs. Quoique les premières tentatives n'aboutirent en général qu'à des œuvres grossières, nous avons vu cependant certains morceaux de sculpture possèdant un mérite réel. Les croix de consécration que portent les Apôtres de la Sainte-Chapelle, ont fait croire à quelques personnes qu'ils étaient de l'époque de la fondation de l'édifice ; mais ces croix ne sont que le souvenir des douze croix que l'on traça sur les colonnes, lors de la consécration. Les têtes, sans expression, sont d'un dessin assez correct, c'est une bonne imitation de la nature sans la poésie qui fait l'art ; les extrémités

sont lourdes, les draperies sont jetées avec beaucoup
de goût, et une ampleur peu commune au moyen-
âge. A l'exception de saint Pierre et de saint Paul,
tous les Apôtres portent à la main la croix primitive,
ce bâton, symbole du pélerinage. Ces sculptures, nous
n'en doutons pas, sont du xivᵉ siècle. Pendant la révolution, ces statues avaient été enlevées ou brisées;
après de longues recherches, on parvint à les découvrir : six étaient dans un état parfait de conservation, quatre furent refaites d'après les fragments
des anciennes, et deux furent entièrement exécutées,
sans autres renseignements que quelques débris insi-
gnifiants. Cette restauration fut faite avec un discer-
nement et une précision tels, qu'il est difficile
aujourd'hui de distinguer les anciennes statues des
nouvelles. Toutes sont rehaussées d'ornements aussi
riches que délicats.

Aujourd'hui, la Sainte-Chapelle est le monument de saint Louis et de Pierre de Montereau, bien plus qu'il y a un siècle. A cette
époque, on y voyait une foule d'objets et de meubles,
tout à fait disparates. Une lourde barrière séparait
le chœur du reste de la chapelle, sous Henri III.
On avait élevé aux quatre coins de l'autel des
colonnes surmontées d'anges en bronze doré.
« L'an 1576 (dit Corrozet), ont esté refaites tout de
« neuf les chaises de bois, servât pour assoir les
« chanoines et chantres de la Sainte-Chapelle, les
« quelles sont magnifiquement entaillées, chose belle
« et honorable pour la décoration d'icelle église. »
On y voyait aussi une Vierge de Germain Pilon, des
tableaux de Léonard Limosin, un buffet d'orgue, etc.
Quoique nous soyons admirateurs sincères de l'art
de la Renaissance, nous préférons cependant la
Sainte-Chapelle telle qu'elle est, privée des œuvres

plus modernes, nous voulons admirer chaque chose à sa place; c'est qu'il y a, en effet, un monde qui sépare les artistes du moyen-âge des artistes de la Renaissance : les premiers, sous la bannière de la foi, ont exalté les joies immortelles d'outre-tombe; les seconds, au contraire, ont poétisé les plaisirs terrestres : ils ont trouvé que la terre était belle, ils nous font presque croire au bonheur. Un autel et quelques stalles qui ne masquent rien, sont, à notre avis, tout ce qui manque à l'édifice, et un lutrin mal placé nous donnerait autant de dépit qu'au chantre Barrin.

PARIS. — IMPRIMERIE FÉLIX MALTESTE ET Cⁱᵉ, RUE DES DEUX-PORTES-SAINT-SAUVEUR, 22.

EXPLICATION

PLANCHES CONTENUES DANS L'OUVRAGE.

PLANCHE 1.

Profil de l'Apôtre qui se trouve entre la quatrième et la cinquième travée au nord; réduction au dixième de l'exécution. Cette statue est ancienne; le bord du manteau est orné de pierres fines imitées. La maîtresse colonne qui supporte la statue est ornée de tours de Castille; c'est sur cette colonne que repose le doubleau. La nervure est soutenue par la colonne fond or, et l'archivolte vient s'appuyer sur la colonne verte, les deux colonnes brunes maintiennent : la première, le grand arc de la fenêtre, et la seconde, qui est la moins grosse, la retombée du petit arc. On trouve aux Planches 7 et 10 le développement des ornements.

PLANCHE 2.

Ornements sur fond noir, développés et grandeur d'exécution. On voit l'application de ces ornements à la Planche 15, sur les colonnes de l'arcature et sur les colonnes qui supportent les voûtes du Jubé.

PLANCHE 3.

Décoration des pilastres de l'arcade médiane du Jubé, grandeur de l'exécution. (Voir la Planche 15.)

PLANCHE 4.

Ornements développés et grandeur de l'exécution. Le détail, sur fond noir, est pris sur les petites colonnes de l'arcature du Jubé; les deux détails, fond or, se trouvent sur les petites colonnes des arcs géminés de l'arcature. (Voir la Planche 16)

PLANCHE 5.

Développement d'un ornement que l'on voit sur les colonnes qui soutiennent les grands arcs de l'arcature. Grandeur d'exécution. (Voir la Planche 16)

PLANCHE 6.

Statue ancienne, à 0,10 p. m. entre le banc de la Reine et l'oratoire de Louis XI, troisième travée au midi ; à gauche, on voit le fond de l'arcature, et à droite le commencement du banc de la Reine ; le principe de la décoration a été retrouvé au-dessus du banc de la Reine ; on voit un Ange sur fond rouge, non seulement ce fond rouge, qui est d'une grande richesse, a été restauré d'après l'ancien, mais le procédé est le même ; le fond est doré plein et on est revenu par-dessus avec un glacis de vermillon et de laque carminée à la cire. Les Anges que l'on voit dans les angles formés par les colonnes et l'appui sont sur fond d'émail, le verre est teint dans la masse, doublé d'une feuille d'argent, les ornements dorés sont peints par dessus et à froid, les ornements du bord du manteau de l'Apôtre sont en imitation de pierres fines.

PLANCHE 7.

N° 1 et N° 2. Détails de petites verrières, grandeur d'exécution ; ces verrières sont appliquées aux consoles ou culots qui supportent les statues des Apôtres ; cette décoration nous vient d'Orient et consiste à peindre à froid derrière le verre, l'or est également derrière. — N° 3. Détail de verre émaillé. (Voir Planche 6, écoinçon à gauche.) — N° 4. Décoration d'une colonne rouge du Jubé, grandeur d'exécution. Ces colonnes rouges du Jubé sont glacées à la laque garancée à l'huile. (Voir la Planche 15.) — N° 5. Verre émaillé de l'arcature, grandeur de l'exécution. — N° 6. Verrière de culot. (Voir pour ce numéro et les numéros 1 et 2 la Planche 1.)

PLANCHE 8

N° 1. Verre émaillé sous l'appui. — N° 2. Idem. (Voir la Planche 6, écoinçon à droite.) — N° 3, 4 et 5. Colonnes rouges du Jubé. (Voir la Planche 15.) On est étonné de voir dans le détail N° 3 des Salamandres ; on croit généralement que cet emblème ne remonte pas au delà de François I", mais La Ravaillère et Paradin nous apprennent que l'allégorie de la Salamandre et la devise *Nutrisco et extingo* devinrent communes au temps de saint Louis, et que ce fut le père de François I" qui la remit ensuite en faveur. François I" étant le premier roi de France qui introduisit des femmes à la cour, s'appropria par pure galanterie l'allégorie de la Salamandre, représentée au milieu des flammes, voulant faire entendre qu'il ne pouvait vivre autrement. Tous les ornements de la Planche 8 sont de la grandeur de l'exécution. — N° 6 et 7. Verrières de culot. (Voir pour le N° 7 la Planche 6.)

PLANCHE 9.

N° 1. Détail d'une colonne de l'arcature, demi-exécution. — N° 2. Ornement des faces latérales du pilastre de l'arcade médiane du Jubé, demi-grandeur. — N° 3. Grande colonne de l'abside, développement de la décoration, un tiers d'exécution. — N° 4 et 5. Ornements des colonnes qui soutiennent les nervures du Jubé, demi-exécution.

PLANCHE 10.

N° 1, 2, 3, 4, 5 et 6. Ornements qui s'enroulent autour des petites colonnes de l'arcature, demi-grandeur. (Voir l'application, Planche 16.) — N° 7 et 8. Détails développés des grosses colonnes, fond or, demi-grandeur. (Voir Planche 16.) — N° 9 et 10 Détails développés des petites colonnes du banc du Roi.

PLANCHE 11.

N⁰ˢ 1, 2, 3, 5. 6 et 7. Verres qui décorent l'arcade médiane du Jubé, grandeur de l'exécution. La peinture se trouve dessous le verre comme dans les verrières des culots. (Voir l'application de ces ornements, Planche 15.) — N° 4. Fond de la muraille à gauche et à droite de l'abside, demi-exécution.

PLANCHE 12.

N⁰ˢ 1, 2 et 3. Colonnes de l'arcature du fond de l'abside, ornements développés, demi-exécution.

PLANCHE 13.

Décoration au tiers de l'exécution des voûtes, des bancs du Roi et de la Reine. Sept motifs différents. Le principe de cette décoration en cercle a été retrouvé avant la restauration.

PLANCHE 14.

N⁰ˢ 1 et 2. Colonnes fond or, ornements développés, demi-exécution.

PLANCHE 15.

Vue géométrale du Jubé et de l'arcature de l'abside, à 0,05 p. m. Nous venons d'indiquer dans les Planches qui précèdent une grande partie des ornements qui décorent cette partie importante de l'édifice. Les Anges que l'on voit aux deux coins de la plate-forme ont été retrouvés décorés des mêmes ornements que l'on voit aujourd'hui. Les pâtes ou gaufrures que l'on voit sur les colonnes ont également été retrouvées, ainsi que le principe de la décoration des arcs.

PLANCHE 16.

Quatrième travée au nord, vue géométrale à 0,05 p. m. Cette Planche donne une idée exacte de toute la décoration du monument, le fond est le même dans toutes les travées ; les maîtresses colonnes qui supportent les statues, se répètent ainsi que les ornements ; l'une est ornée des tours de Castille, et l'autre de fleurs de lis. Pour les autres colonnes, si l'ornement change, le principe est le même. Nous avons montré dans les Planches précédentes la presque totalité de ces ornements développés. L'ornementation du fond a été retrouvée, ainsi qu'une notable partie des émaux que l'on voit entre les arcs ; les peintures des quatre feuilles qui représentent des Martyres avaient laissé dans les fonds de pâte ou d'émail une silhouette et quelques traces de couleurs ; les pâtes ou gaufrures sont un genre d'ornementation qui nous est venu d'Orient. Toutes les peintures exécutées dans la Chapelle haute, depuis le sol jusqu'aux fenêtres, sont à la cire, et toutes celles que l'on voit depuis la hauteur de l'appui jusques et y compris la voûte ont été exécutées à l'œuf. Le premier compartiment de la verrière à gauche représente : *Dieu parlant à Moïse ;* le second, *la nouvelle promulgation de la paix ;* le troisième, *la construction des villes de refuge ;* et le quatrième, *Moïse sur la montagne, Dieu lui montre la terre promise.* On a vu que les chapiteaux feuillagés sont tous différents, les peintures qui les décorent ont été en grande partie retrouvées avec les filets noirs qui encadrent tous les ornements, ces filets ont été également retrouvés dans tous les détails qui subsistaient avant la restauration ; perdus dans la masse, ils donnent au dessin beaucoup de fermeté et une grande pureté. Les deux statues de cette Planche sont anciennes.

PLANCHES 17, 18, 19 et 20.

Détails de verrières. Deux des sujets sont tirés de l'histoire de saint Jean-Baptiste, les deux autres représentent le couronnement des princes de Juda. Le nom de l'artiste qui a exécuté ces Planches est une garantie de scrupuleuse exactitude ; M. Beau a fait une étude approfondie et savante des vitraux du moyen-âge, aussi son travail doit-il être considéré comme un *fac-simile* intelligent et irréprochable. On peut constater sur ces Planches la science de la distribution et du rapprochement des couleurs dont nous avons parlé plus haut, ainsi que la valeur différente des tons du fond et des sujets ; rien ne manque dans cette reproduction, rouge strié, verre gondolé, dépoli, salissures produites par la fabrication et par le temps. Il est un petit détail peu apparent sur lequel nous attirerons l'attention : cet ornement, composé de trois lignes donnant la forme d'un œil, doit avoir sa place parmi les insignes de la royauté au moyen-âge ; on ne le voit que sur les trônes ou sur les couronnes et les vêtements royaux.

PLANCHE 21.

Coupe longitudinale suivant l'axe, à 0,005 p. m.

PLANCHE 22.

Coupe transversale, à 0,01 p. m., suivant A. B (Planche 25).

PLANCHE 23.

Vue perspective. Ces trois Planches qui montrent l'édifice sous trois faces différentes, n'ont besoin d'aucune explication pour être comprises, elles sont le complément indispensable de l'ouvrage. De même que l'on retrouve dans les détails d'ensemble en litho-chromo la place et l'arrangement des ornements, de même on trouvera dans les gravures la place des grands morceaux d'ensemble des Planches 1, 6, 15 et 16. Les Planches sur acier ont été exécutées par M. Guillaumot, l'auteur des *Promenades artistiques*, que son talent plein de verve et d'originalité a placé au premier rang des artistes qui gravent l'architecture et qui s'occupent d'archéologie.

PLANCHES 24, 25.

Plan de la Chapelle haute, à 0,005 p. m. Ce plan est pris à un mètre au-dessus du niveau des fenêtres. La lettre A indique le plan de l'ancien trésor des Chartres. L'espace compris entre l'édifice principal et l'annexe, indiqué par la lettre B, servait de sacristie. Il ne subsiste plus aujourd'hui que l'espace compris entre les deux contreforts et qui forme le réduit dont nous avons parlé plus haut. Dans le plan principal, on voit les deux escaliers qui conduisent aux combles, et à l'abside les deux petits escaliers en bois (C. C.) qui conduisent sur la plate-forme du Jubé. Les plans des colonnes et des pilastres du Jubé sont figurés en gris ; on voit dans la même partie de la Planche la place qu'occupait l'autel et les deux marches du sanctuaire. Les lignes pointillées indiquent la projection des voûtes ; les mêmes observations s'appliquent également au plan de la Chapelle basse (Planche 25), qui est analogue, sinon semblable à la Planche 24. A et B indiquent la coupe transversale ; C oratoire de Louis XI.

PARIS. — IMPRIMERIE FELIX MALTESTE ET Cⁱᵉ, RUE DES DEUX-PORTES-SAINT-SAUVEUR, 22.

S^{TE}. CHAPELLE

PL. 1.

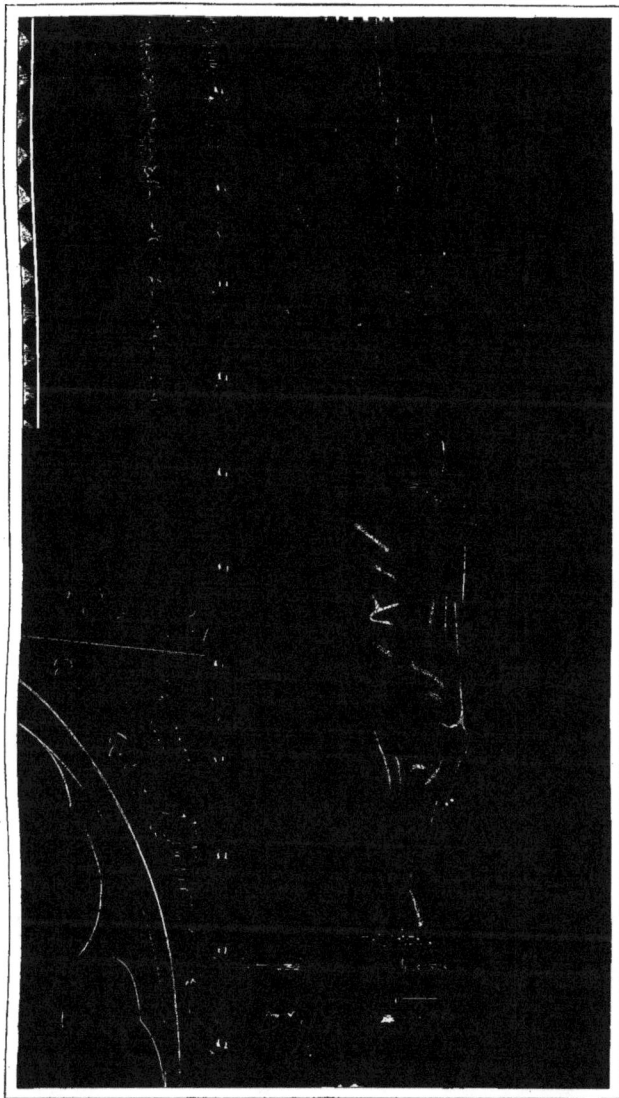

PUBLIÉ PAR DECLOUX ET DOURY.   6^E LIVRE 1860.   CHROMOLITH. LEMERCIER, PARIS

DÉCORATION INTÉRIEURE

PROFIL D'UN PILIER À DROITE DU BANC DU ROI

Pl. 2.

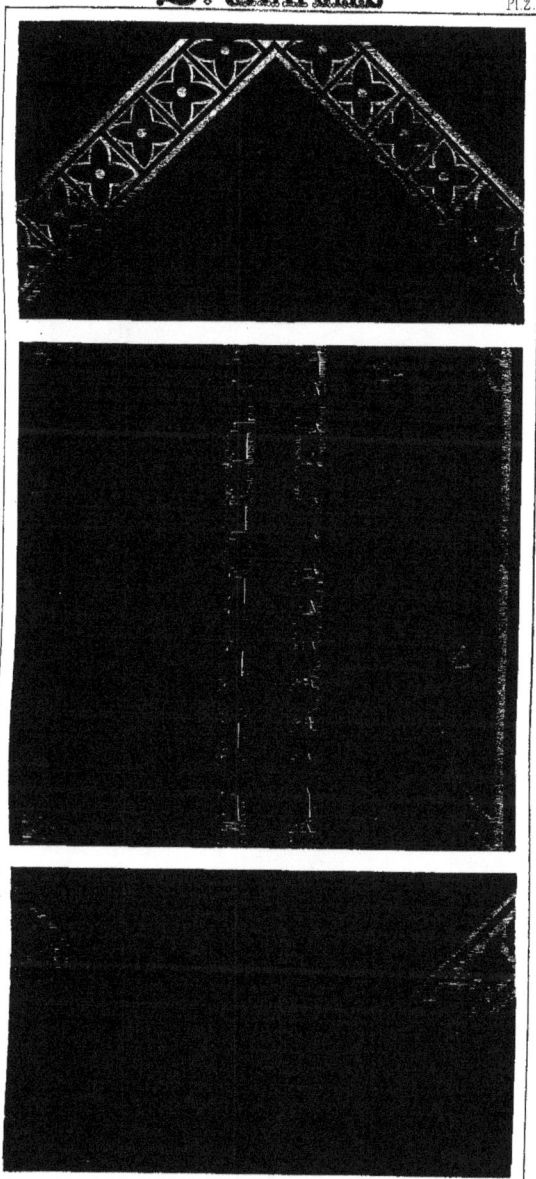

PUBLIÉ PAR DÉCLOUX ET DOURY. G⁑⁑⁑⁑⁑⁑ LITH. CHROMOLITH. LEMERCIER, PARIS.

J U B É

PETITES COLONNES DÉVELOPPÉES

GRANDEUR D'EXÉCUTION

S.^{TE} CHAPELLE

JUBÉ

DÉTAILS DES PILASTRES.

GRANDEUR D'EXÉCUTION.

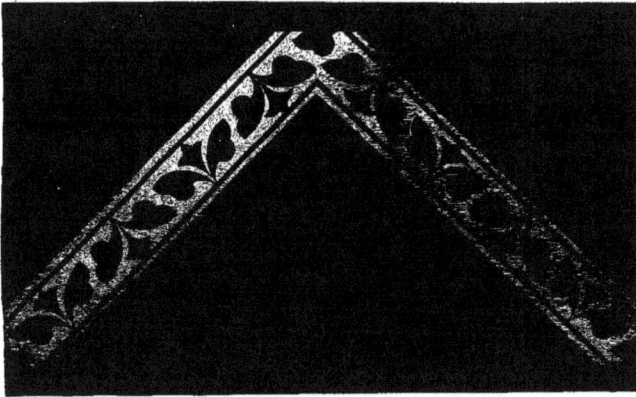

JUBÉ

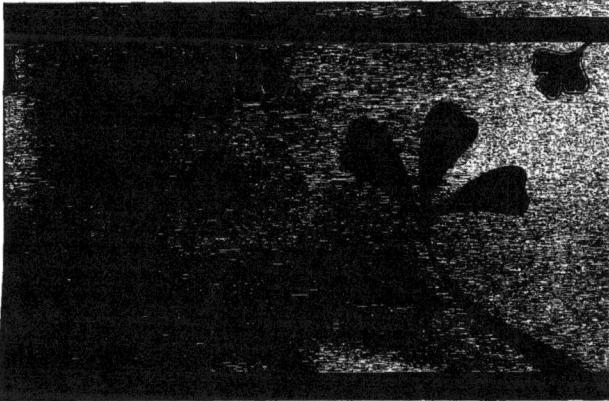

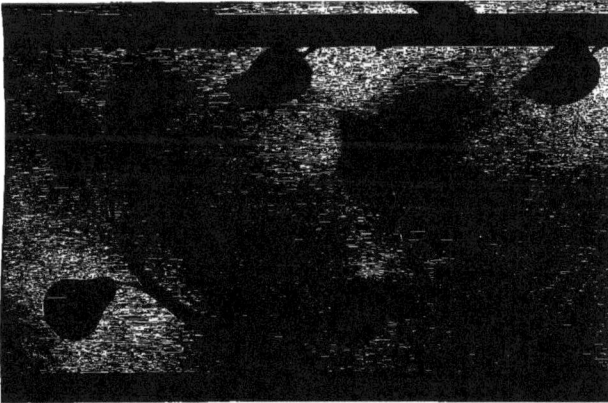

PUBLIÉ PAR DECLOUX ET DOURY.   8.᠎ᵉ SÉRIE LIER.   CHROMOLITH. LEMERCIER, PARIS.

DÉTAILS DES PETITES COLONNES

GRANDEUR D'EXÉCUTION.

PUBLIÉ PAR DECLOUX et DOURY.   G^{ve} SOULIER, LITH.   IMPRIMERIE LEMERCIER, PARIS

DÉTAILS DES PETITES COLONNES

GRANDEUR D'EXÉCUTION

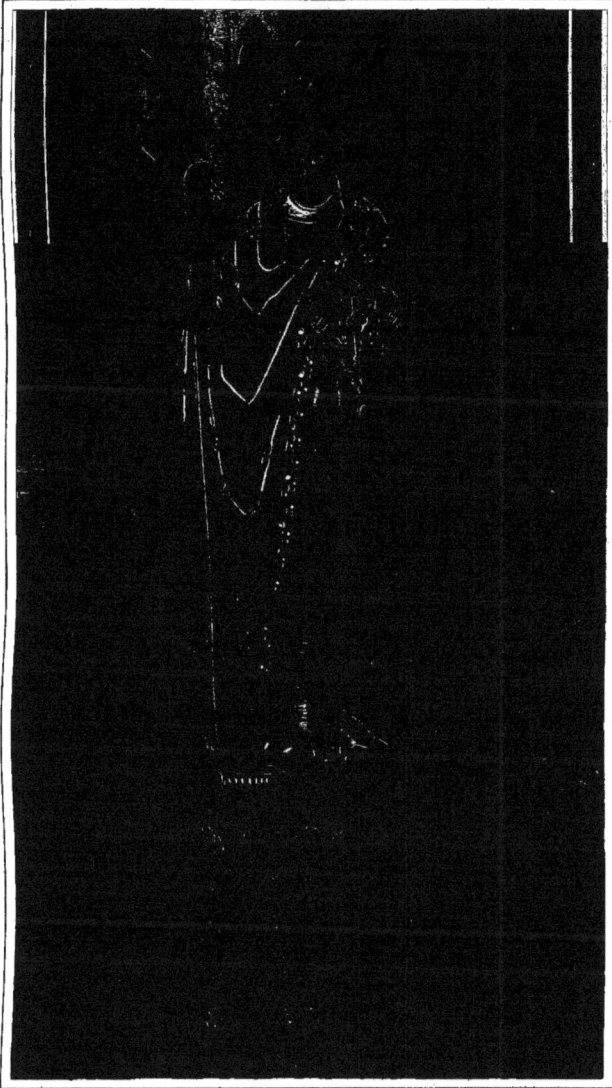

PUBLIÉ PAR DECLOUX ET DOURY.

G^{te} SARIER, del^t.

CHROMOLITH. LEMERCIER, PARIS.

DÉCORATION INTÉRIEURE

PILIER A GAUCHE DU BANC DE LA REINE

.T 0,10^f P.M.

S^{TE}. CHAPELLE

Pl. 7.

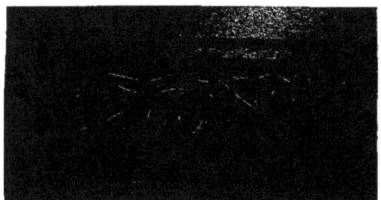

N° 1.

N°2.

N° 3

N° 4

N° 5

N° 6

PUBLIÉ PAR DIDLOUX ES DOURY   G^{te} GARNIER del   CHROMOLITH. LEMERCIER, PARIS

S^{te}. CHAPELLE

Pl. 8.

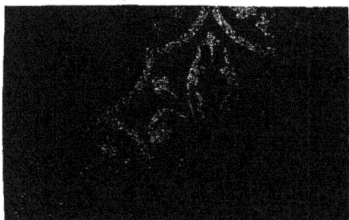

N° 1   N° 2

N° 3   N° 4   N° 5

N° 6   N° 7

PUBLIÉ PAR DECLOUX ET DOURY.   IMP SADIER 1855.   CHROMOLITH LEMERCIER PARIS

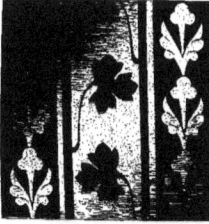
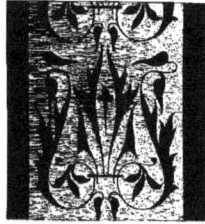
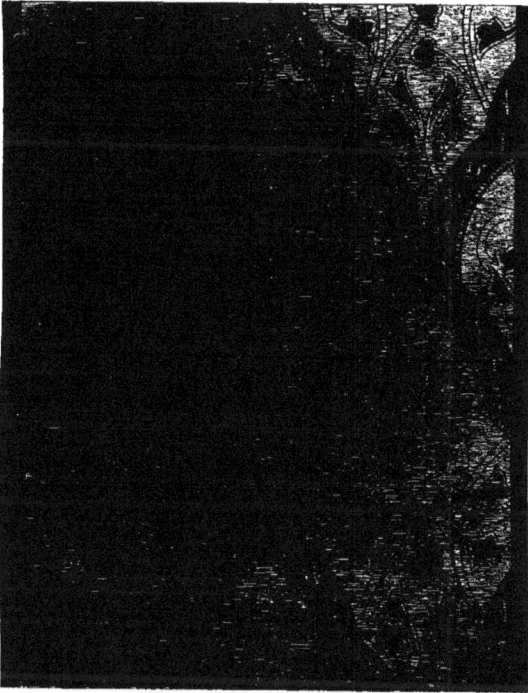
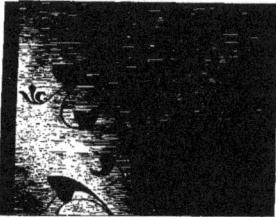

PUBLIÉ PAR DUCHER ET CIE   G.^{ME} SANIER LITH.   CHROMOLITH. LEMERCIER, PARIS.

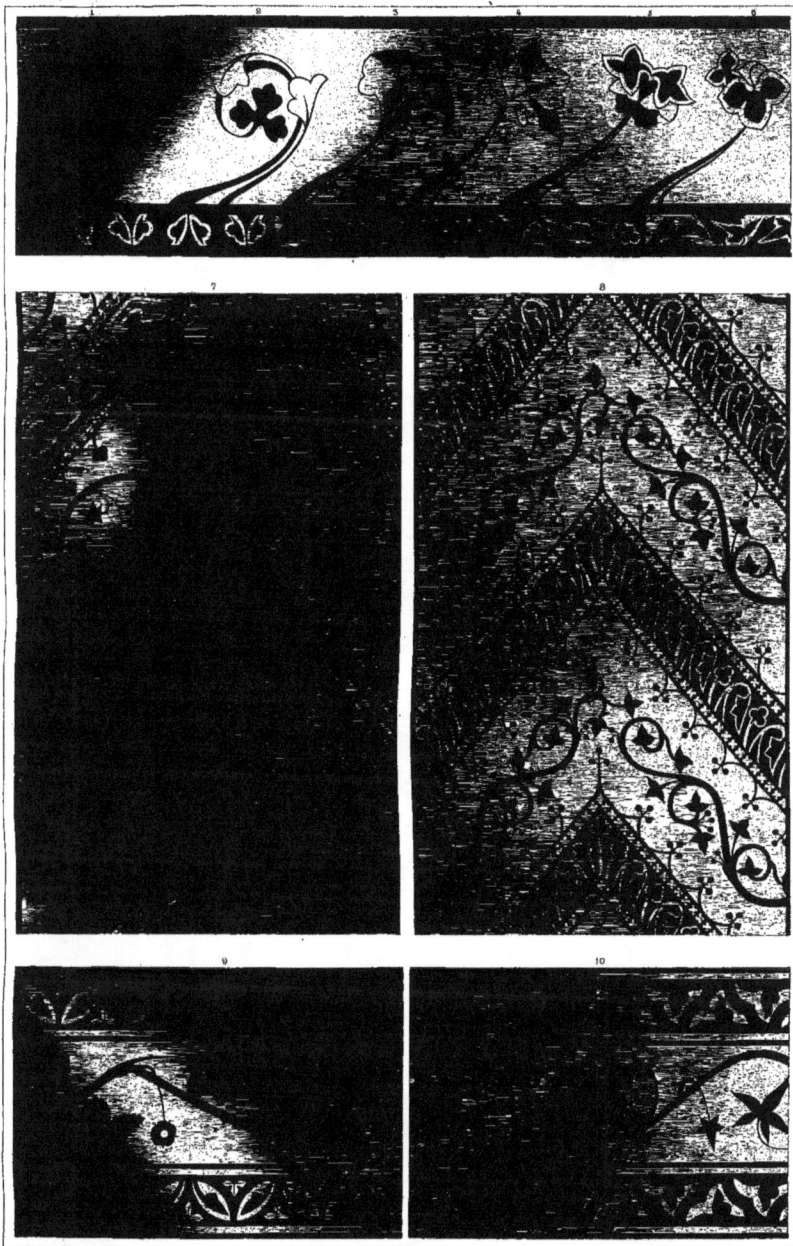

PUBLIÉ PAR DECLOUX ET DOURY.   S^{TE} CHAPELLE LA?A.   IMPRIMERIE LEMERCIER, PARIS.

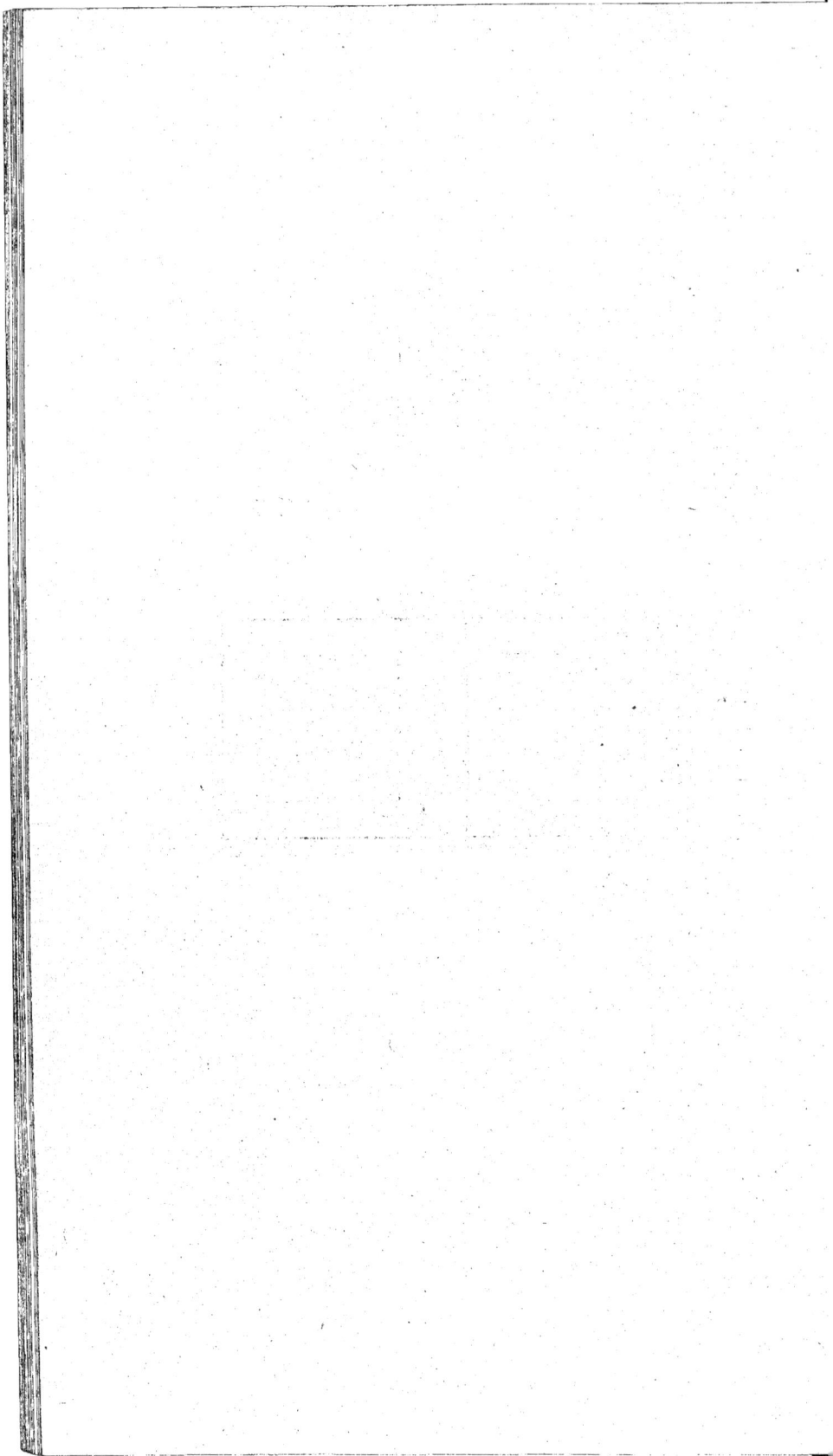

Pl. 11.

S.te Chapelle.

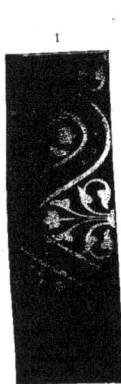

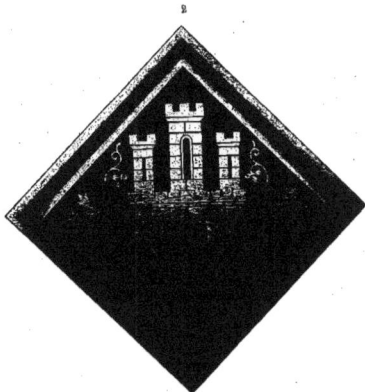

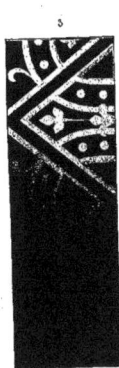

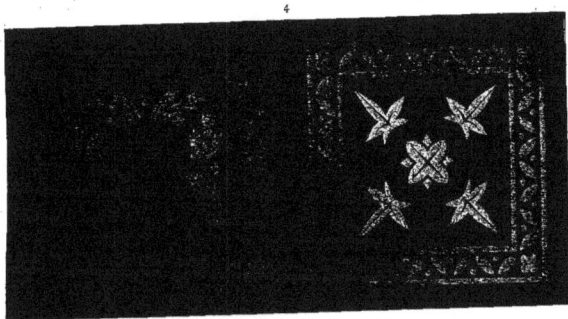

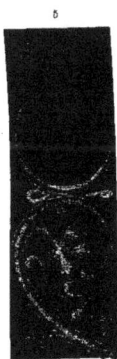

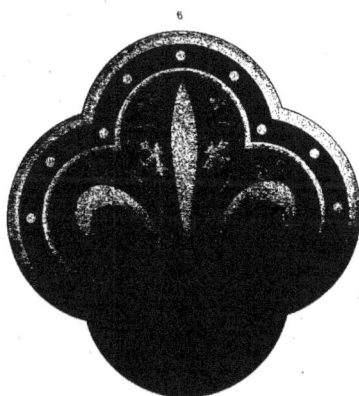

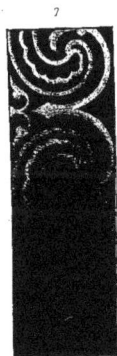

PUBLIÉ PAR DECLOUX ET DOURY.

CTEILG BEAU DEL. ET LITH.

IMP. LEMERCIER, PARIS.

Pl.12.

1.

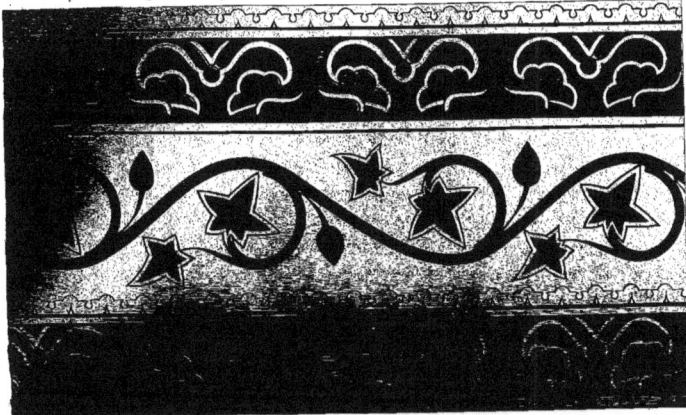

2.

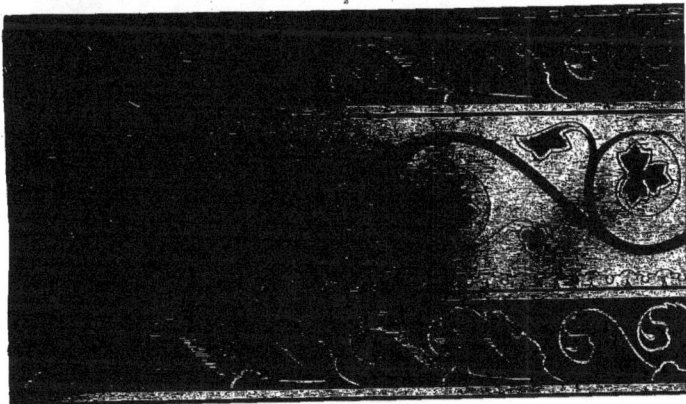

3.

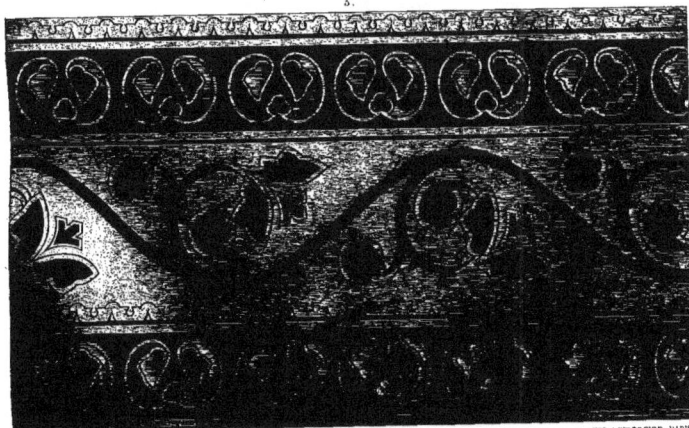

PUBLIÉ PAR DECLOUX ET DOURY.   EMILE BEAU DEL ET LITH.   IMP. LEMERCIER, PARIS

S.te CHAPELLE.

PI.13

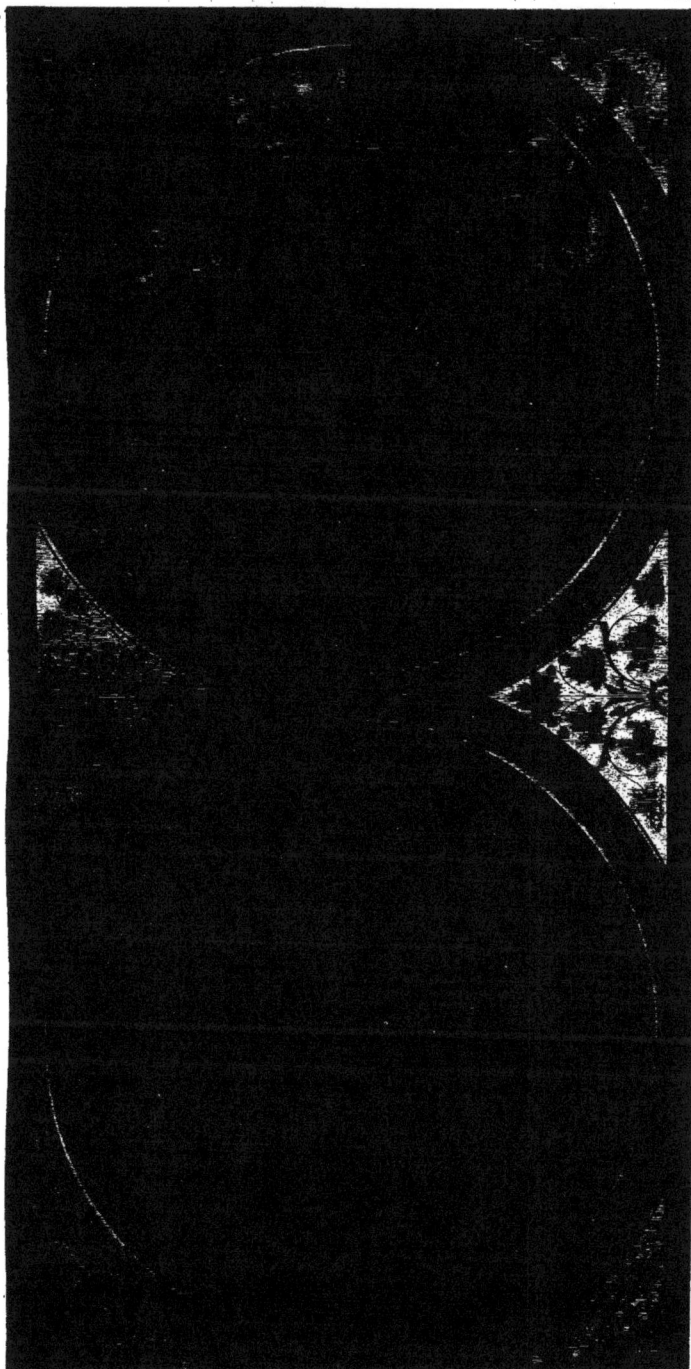

PUBLIÉ PAR DECLOUX ET DOURY.   G. BEAU LITH.   CHROMO SCIRONGICK

PETITE VOUTE AU DESSUS DU BANC DU ROI
AU ⅓ DE L'EXÉCUTION.

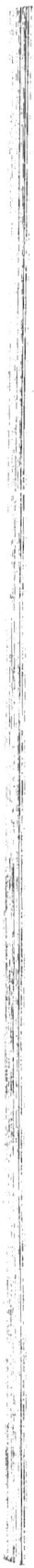

Pl.14.

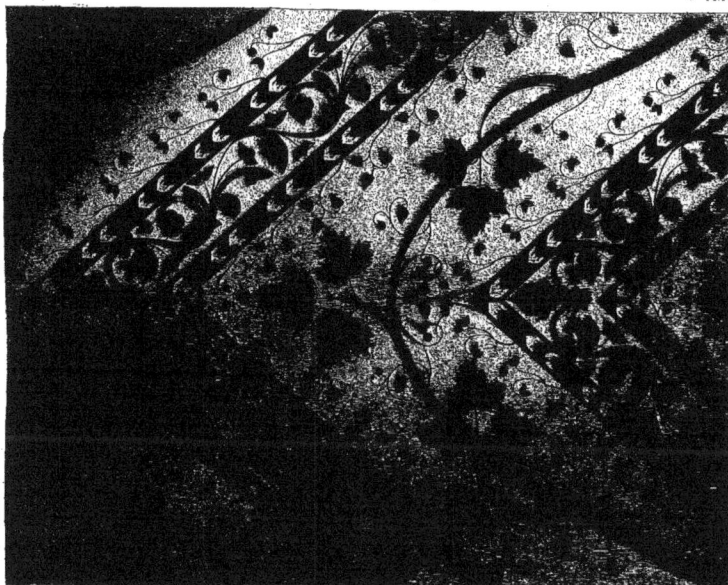

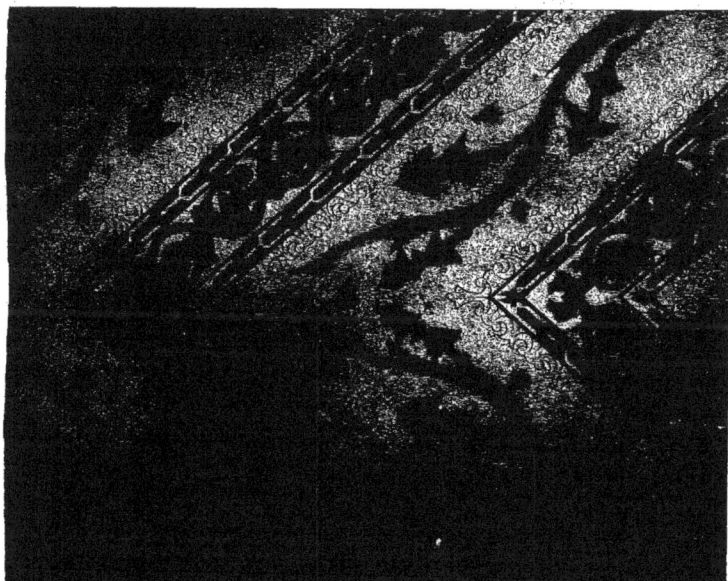

PUBLIÉ PAR DECLOUX ET DOURY.   GERLÉ BEAU LITH.   CHROMO LEMERCIER, PARIS.

DÉTAILS.

S.te CHAPELLE.

PL.15

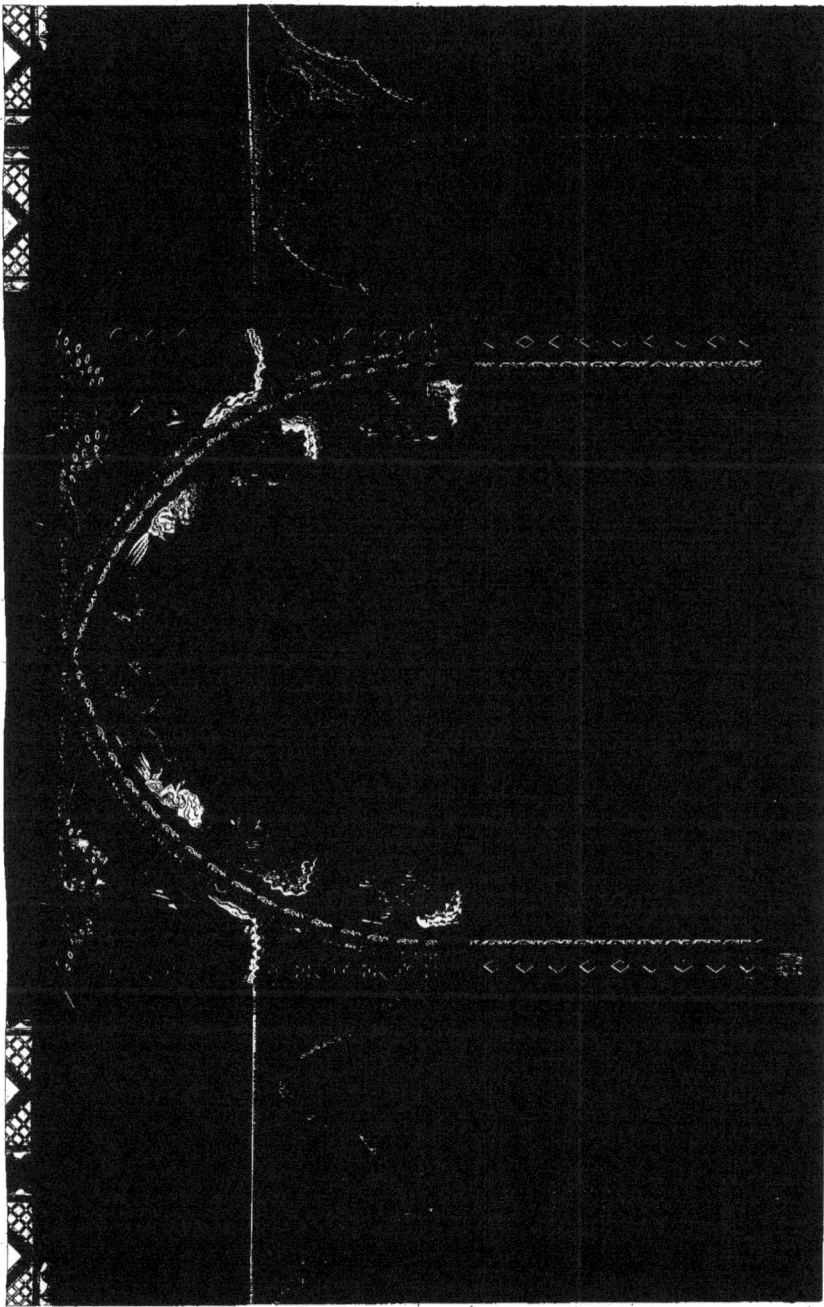

DÉTAIL DU JUBÉ
A 0.05 P.M.

DÉSSINÉ PAR DRÉGEOIX ET DOURY

CHROMO. LEMERCIER. PARIS.

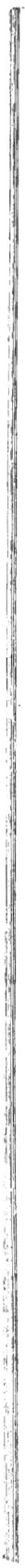

DÉTAIL D'UNE TRAVÉE A DROITE DU BANC DU ROI.
A 0,05° P. M.

PUBLIÉ PAR DECLOUX ET DOURY.

CHROMO LEMERCIER, PARIS.

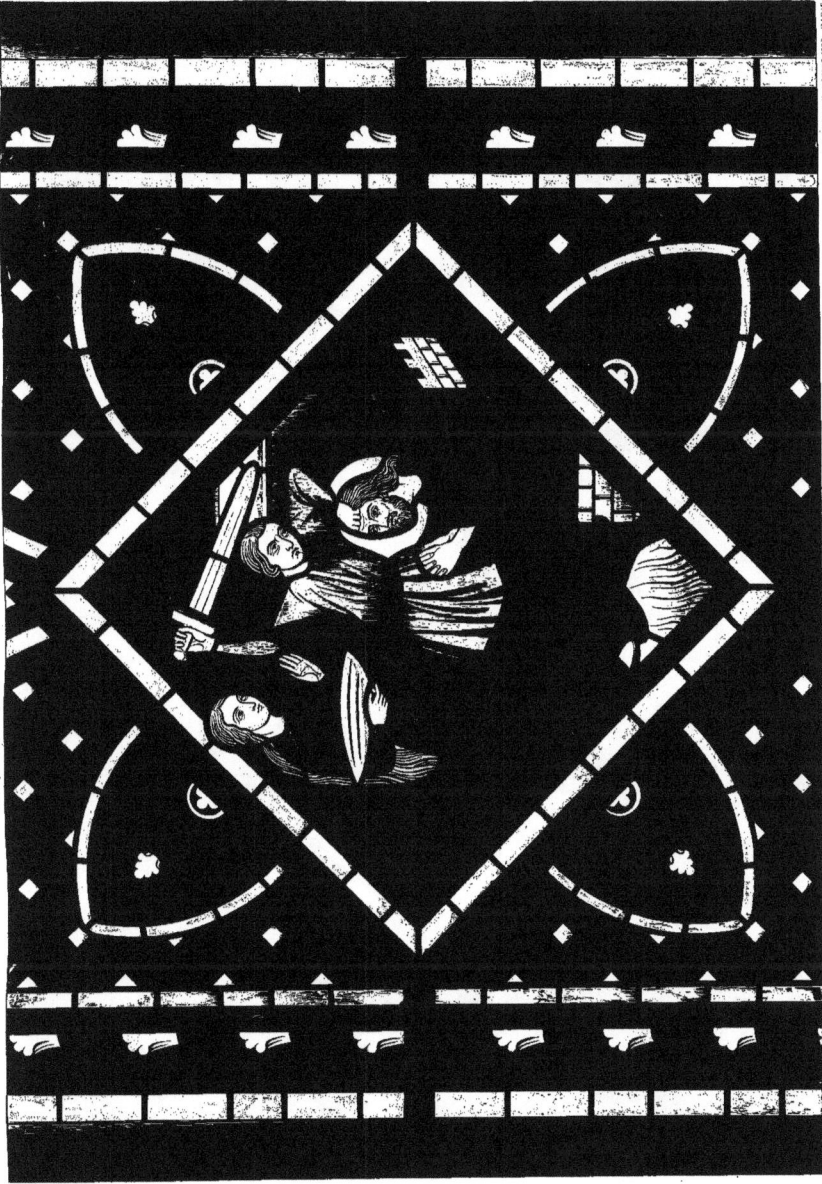

DÉTAIL DE VERRIÈRE.

AU ¼ DE L'EXÉCUTION

STÉPHE BEAU DEL. ET LITH.

CHROMOLITH. FÉNERGIER, PARIS.

PUBLIÉ PAR. BICSLOVUX ST. DOURY.

Pl. 17.

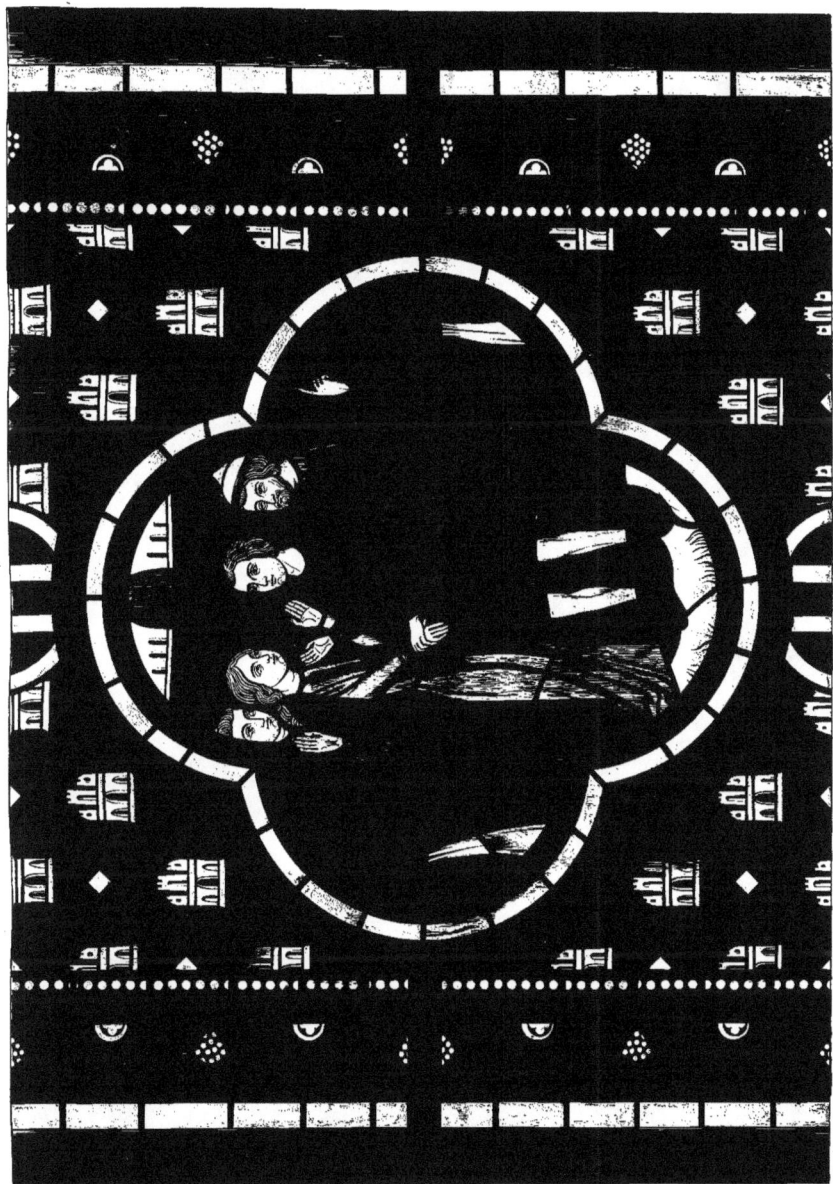

DÉTAIL DE VERRIÈRE

Pl. 18.

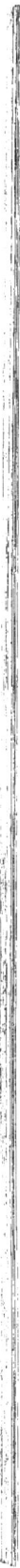

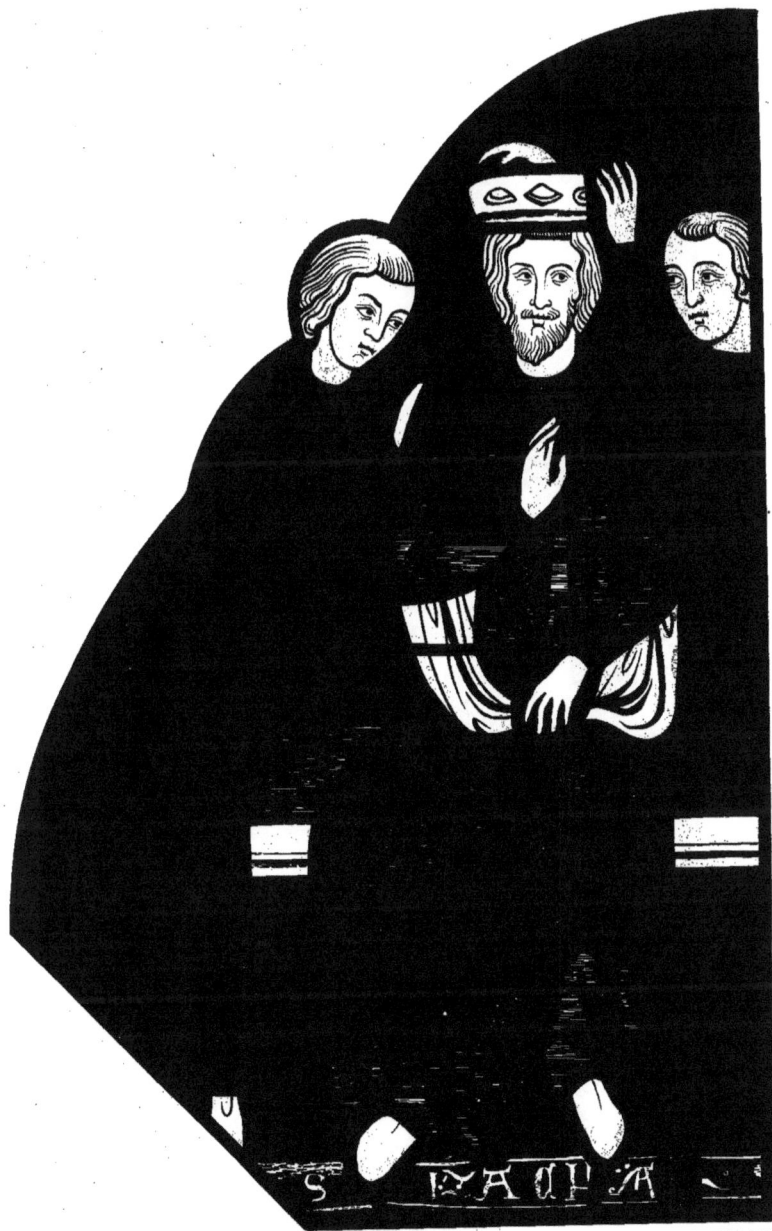

DÉTAIL DE VERRIÈRE.
À MOITIÉ DE L'EXÉCUTION.

PUBLIÉ PAR DECLOUX ET DOURY.

CYRILLE BEAU DEL. ET LITH.

CHROMOLITH. LEMERCIER PARIS.

Pl. 20.

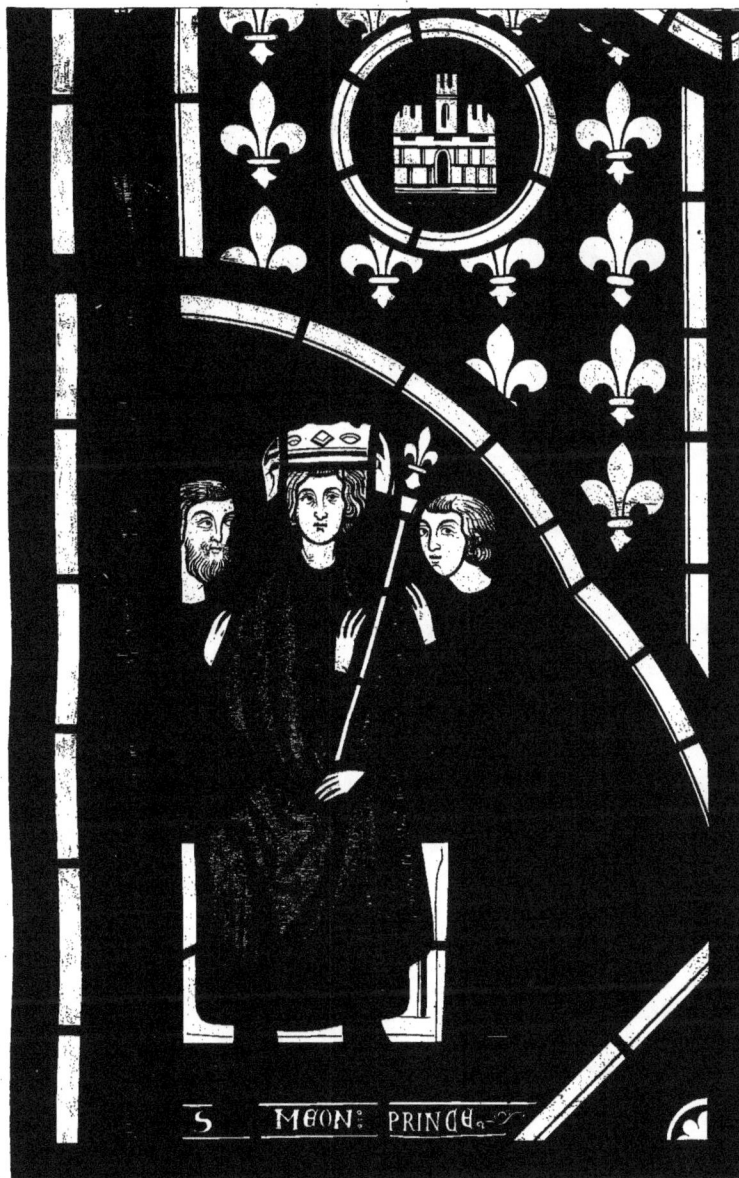

S MEON PRINCE

PUBLIÉ PAR DECLOUX ET TROURY   EMILE BEAU DEL ET LITH.   CHROMOLITH. LEMERCIER PARIS.

DÉTAIL DE VERRIÈRE
AU ⅓ DE L'EXÉCUTION

COUPE LONGITUDINALE

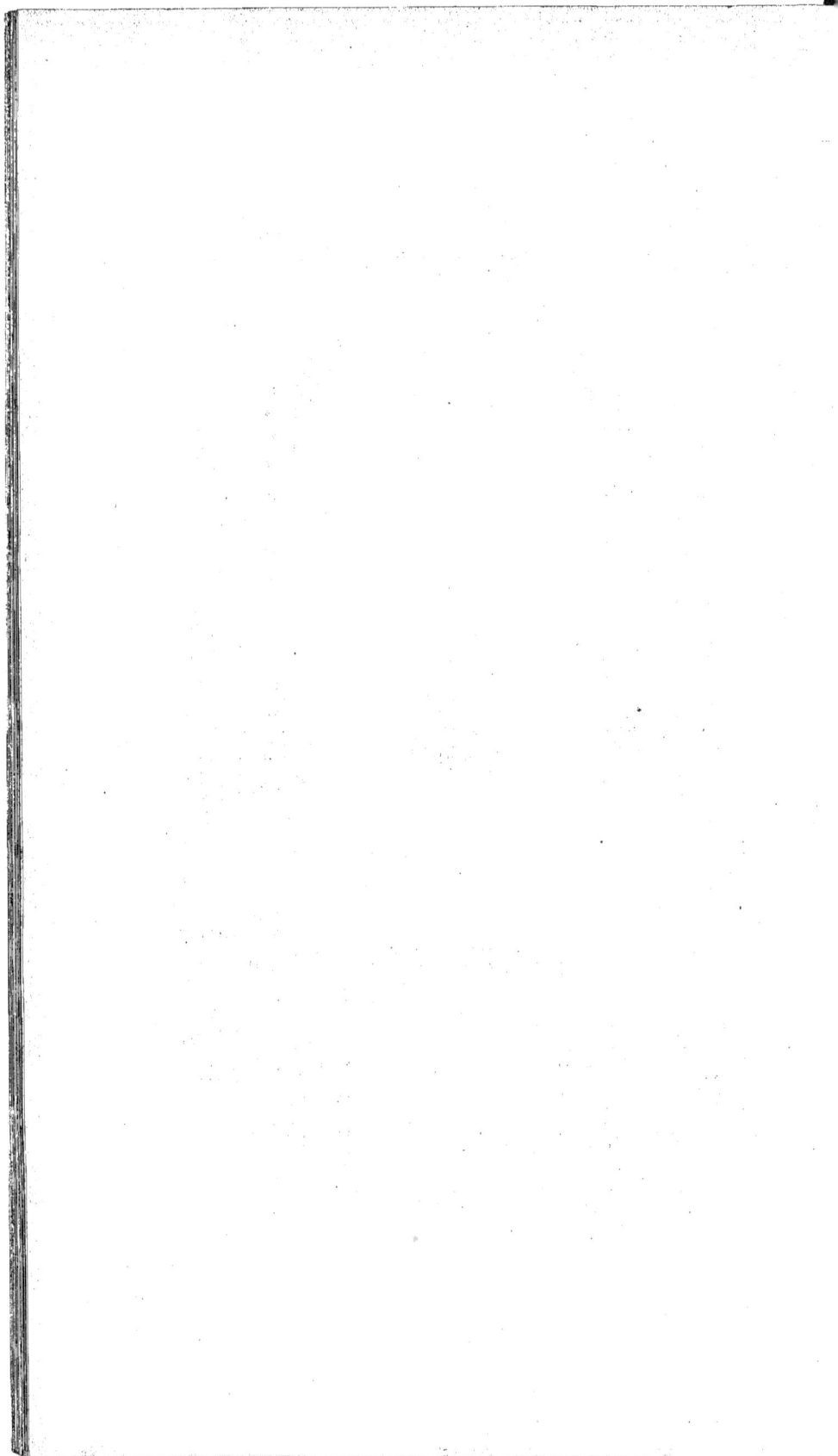

Pl 22

Ste CHAPELLE.

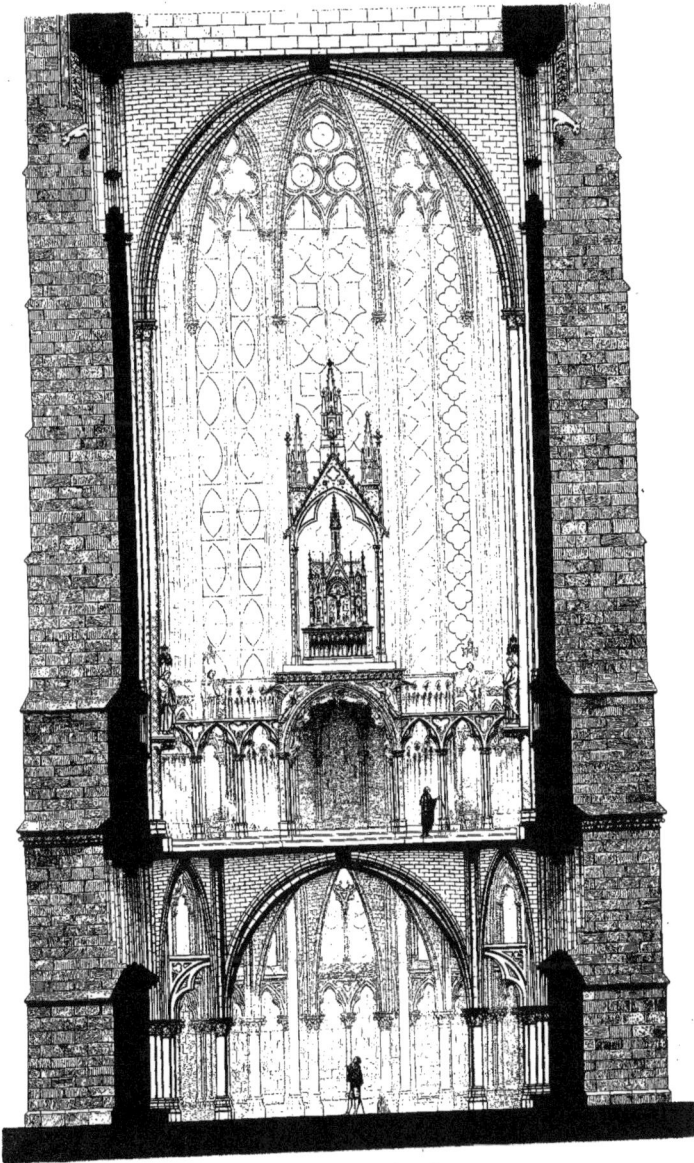

COUPE TRANSVERSALE

À 0,01 P.M.

Adams del.   Imp. Lemercier & Cie Paris 1843   A. Guillaumot sculp.

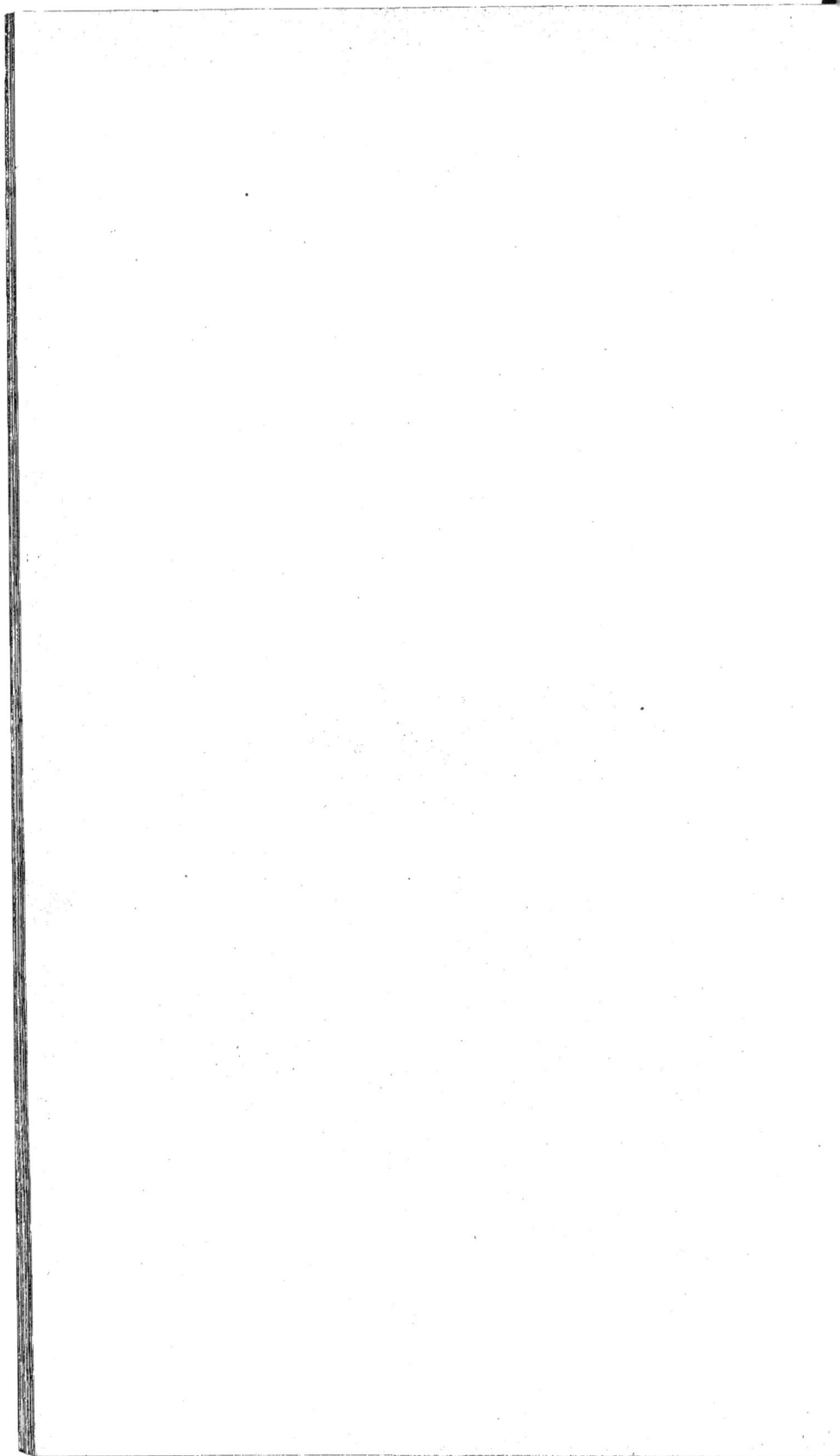

Pl. 23

S.te CHAPELLE.

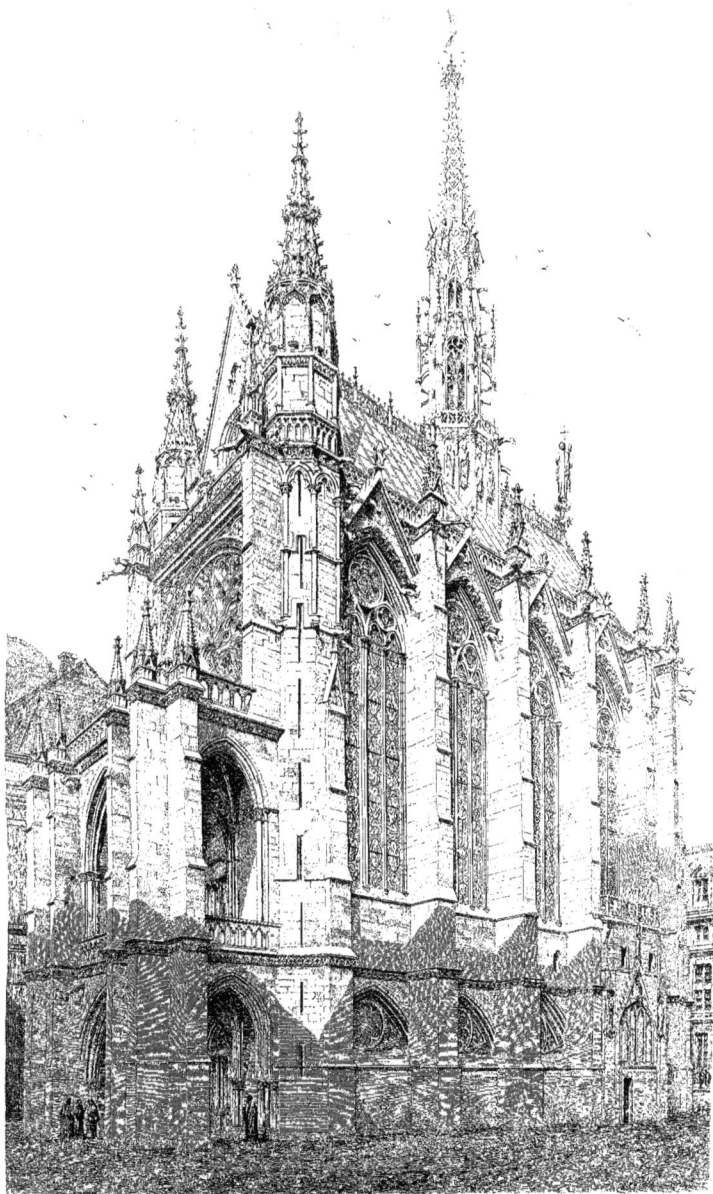

Dessiné par Garnier.   Imp.r Lemercier, r. de Seine 57, Paris.   Lith. à l'échelle et gravé par A. Guillaumot.

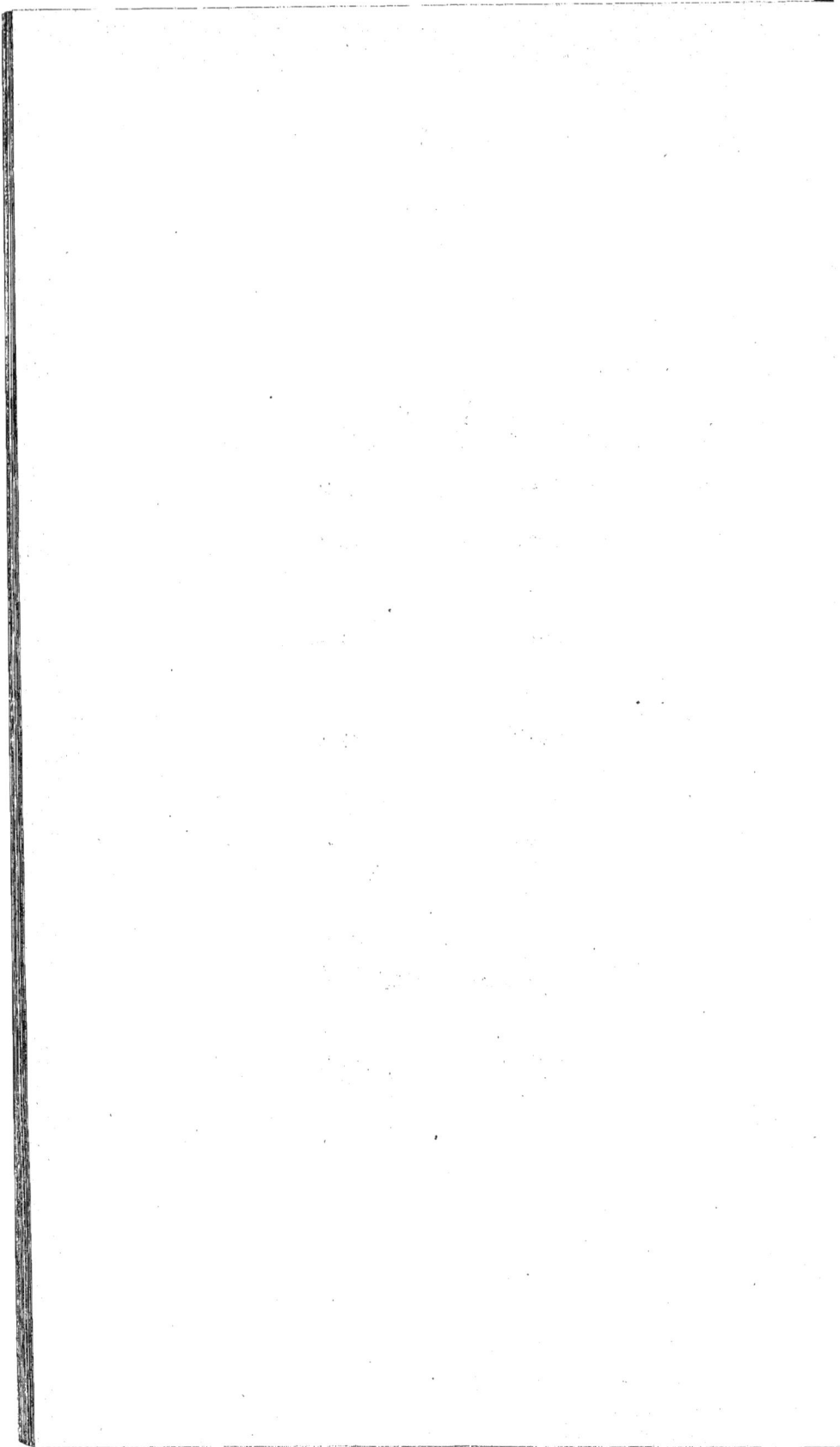

Pl. 24

S.te CHAPELLE.

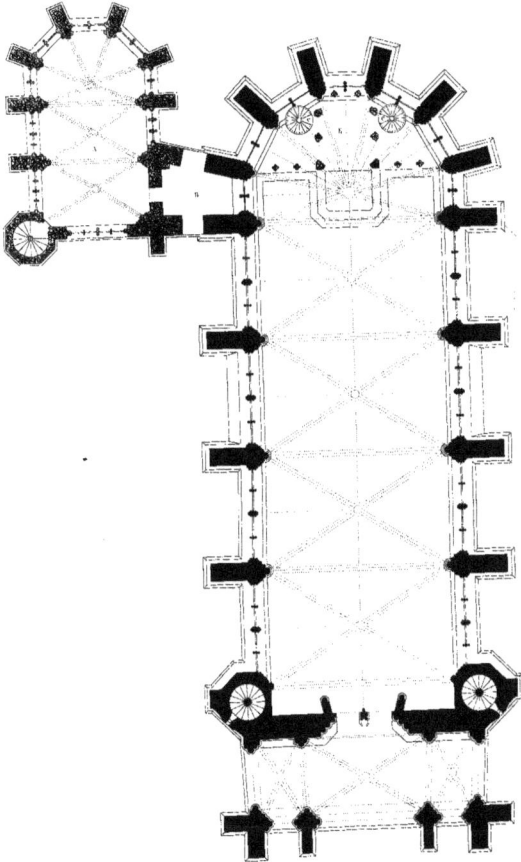

PLAN DE LA CHAPELLE HAUTE

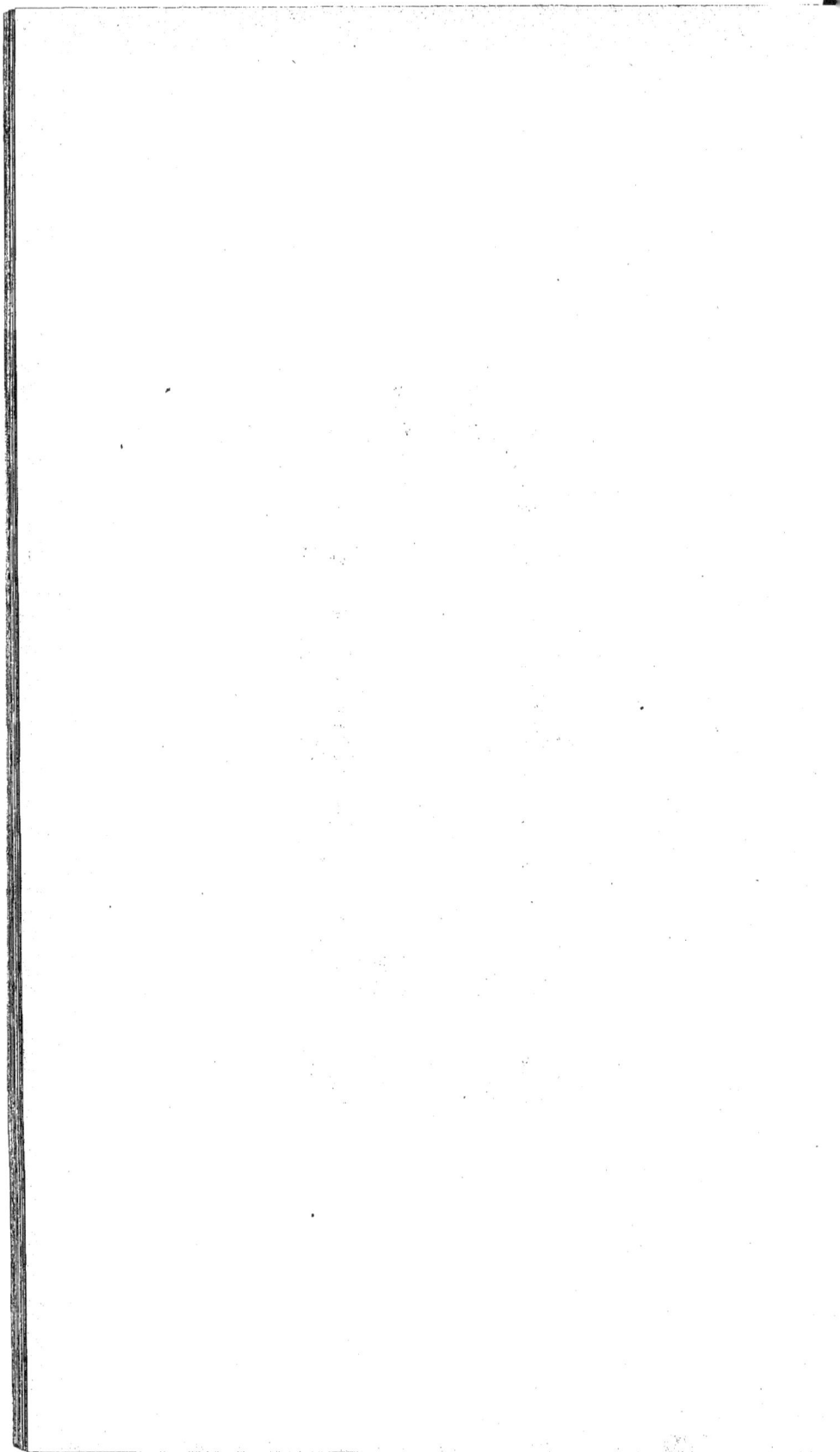

Pl. 25

Ste CHAPELLE.

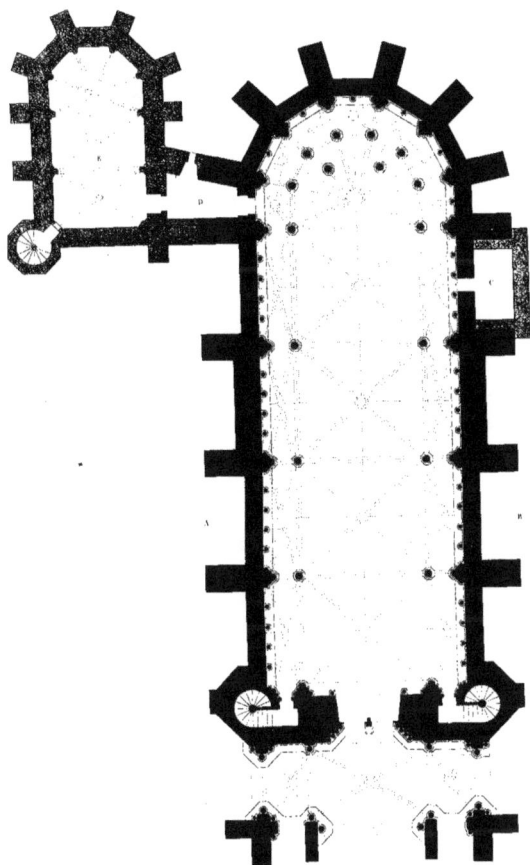

PLAN DE LA CHAPELLE BASSE.

Adam del   Imp.rie de Gihaut e. d'Herme lith.   A. Guillemard sculp.